营养疗愈力

郭明杰 著

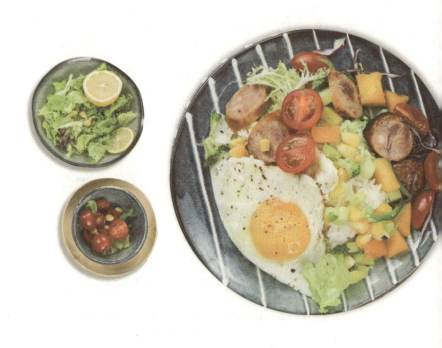

吉林科学技术出版社

图书在版编目（CIP）数据

营养疗愈力 / 郭明杰著. -- 长春 : 吉林科学技术出版社, 2024.10
ISBN 978-7-5744-1160-9

Ⅰ. ①营… Ⅱ. ①郭… Ⅲ. ①营养学－基本知识 Ⅳ. ①R151

中国国家版本馆CIP数据核字(2024)第064612号

营养疗愈力

YINGYANG LIAOYULI

著　　者　郭明杰
出 版 人　宛　霞
策划编辑　穆思蒙　张　超
全案策划　吕玉萍
责任编辑　王聪会
封面设计　郭艳鹏
内文制作　朱　泽
开　　本　710mm×1000mm　1/16
字　　数　150千字
印　　张　12
印　　数　1~10 000册
版　　次　2024年10月第1版
印　　次　2024年10月第1次印刷
出　　版　吉林科学技术出版社
发　　行　吉林科学技术出版社
地　　址　长春市福祉大路5788号龙腾国际大厦A座
邮　　编　130118
发行部电话/传真　0431-81629398　81629530　81629531
　　　　　　　　　81629532　81629533　81629534
储运部电话　0431-86059116
编辑部电话　0431-81629517
印　　刷　三河市南阳印刷有限公司
书　　号　ISBN 978-7-5744-1160-9
定　　价　59.00元

　　随着社会经济的发展和人们生活水平的提高，现代人的饮食养生观念和膳食结构正发生着翻天覆地的变化。过去，人们关注的是如何能吃饱，如何更好吃；如今，人们则进一步关注如何吃得安全，如何吃出健康。中国人的饮食观念正在从"温饱寻味型"向"营养健康养生型"转变。

　　与此同时，由于经济水平的不断提高，现在人们基本都能吃得起"大鱼大肉"，然而食物的极大丰富，带来的却是饮食上的极度放纵。不管是一日三餐、下午茶，还是夜宵，由于火锅、烤肉、海鲜、烧烤等美食的过量摄入，导致现在高血压、糖尿病、高脂血症、脂肪肝等慢性病变得越来越普遍。这使得人们不得不开始思考饮食与健康的关系，也就是在满足口腹之欲的同时，我们能不能吃得更健康、更养生。

　　本书就是从营养学和中医学的角度来探讨饮食与健康的关系，研究如何从人们自身营养需求的角度出发，科学安排膳食，吃出营养均衡，吃出健康好身体。书中结合《中国居民膳食指南（2022版）》的推荐和建议内容，详细解读了人体必需营养素类型、膳食平衡方法、病患人群"食补"方法等内容，全面解析了常见食物的营养与功效，并对多种食物的搭配和做法进行推荐。书中所阐述的内容旨在为普通家庭和个人的日常健康膳食提供指导，帮助大家轻松了解营养学知识，掌握日常健康饮食技巧，积极进行科学饮食、饮食防病、饮食治疗，让各种疾病和不健康饮食方式远离我们的生活。

　　幸福生活与身体健康息息相关，只有先获得"1"这个健康的前提和基础，我们拼搏奋斗的事业、财富、名誉、情感等这些"1"后面的"0"，才能成为十、百、千、万……才能踏实落地，变得有意义。愿本书能帮助每位读者吃出营养和美味，吃出健康好身材，收获无病无忧的幸福生活。

目 录
CONTENTS

第三章 吃出健康的五脏六腑

第四章 不同人群的饮食营养指南

第五章　属于你的健康饮食营养方案

第六章　病患人群的"食补"攻略

第一章　饮食营养与健康养生

饮食与健康养生的关系

　　营养学虽然是近些年才开始逐渐被人们熟知的概念，但中国的"营养学"文化其实由来已久，中医文化和传统养生学都是现代营养学的鼻祖，也是中国饮食文化重要的组成部分。从古至今，中国人在饮食方面的探索与创造都是领先世界的，而且现代人在饮食美味的基础上，已经出现了新的追求，"怎么吃更健康"正在成为现代饮食文化的新热点。

　　我们都知道，饮食是维持人体生命的重要物质基础，而想保

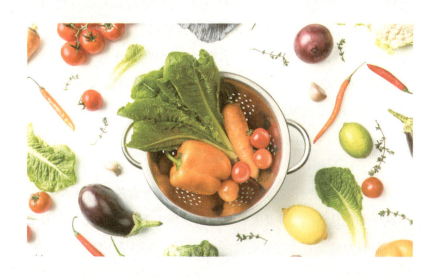

持身体健康，合理营养则十分重要。随着科技发展、文明进步和人们生活水平的提高，当前人们已经逐渐意识到饮食与健康养生的密切关系，开始追求日常饮食健康，希望吃出营养健康、吃出好身体。那么，从饮食营养与合理进食的角度看，饮食习惯与我们的身体健康，或者说养生（营养健康）需求到底有怎样的关系呢？我们又如何通过调整饮食，循序渐进地强化身体素质，最终达到养生的目的呢？

其实，早在《黄帝内经》中，就有均衡饮食以保证营养的概念，《黄帝内经》中记载过："五谷为养，五果为助，五畜为益，五菜为充，气味合而服之，以补精益气。""谷养、果助、畜益、菜充"，是人类营养学史上最早根据营养作用对食物进行的分类，是全世界最早、最全面、最为合理的膳食指南。意思就是说，谷米是饮食必需吃的，水果可以配合着吃，肉类则能增加口味，蔬菜能够补充能量，这些东西各有自己的气和味，每天搭配在一起吃，就十分适合人体，能够"补精益气"，让人精气充沛，身体更有活力。可见，吃得对，吃得均衡是健康养生的关键，也是通过饮食保证健康的根本。这种健康饮食思路，从古至今都是通用的。

那么，遵循"健康可以吃出来"这个观念，现代人想达到营养均衡、保持健康的目的，又应该养成怎样的营养饮食习惯，如何保证饮食的科学性呢？

五味调和，荤素结合

首先，饮食要五味调和，荤素结合，这是膳食营养的基本原则。中医学理论认为，人体五大脏腑和自然界中五行、五色、五味及季节变化等方面都有密切的联系。所谓五行，就是木、火、土、金、水；

所谓五色，就是青（绿）、赤（红）、黄、白、黑；所谓五味，就是酸、苦、甘、辛、咸。五色、五味又分别对应人体的肝、心、脾、肺、肾，彼此有特定的亲和性。中医认为

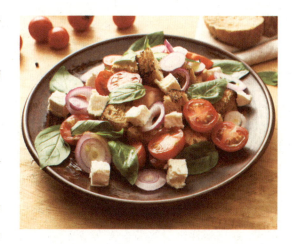

五行对应人体内的五大脏腑，即木为肝、火为心、土为脾、金为肺、水为肾，自然界的各种事物和现象，都可以通过五行联系起来，所以便有了酸味、青（绿）色入肝；苦味、赤（红）色入心；甘味、黄色入脾；辛味、白色入肺；咸味、黑色入肾的说法。可见，根据食物五色、五味养五脏，通过膳食五味调和，就能对人体五脏起补益效果，而五脏得到补益，就能保持相对平衡协调，这是中医营养学的特色。我们想通过饮食保持健康养生，也可参考五味调和的膳食思路。

其次，荤素结合也是健康养生饮食的重点。不同于五味调和强调食物的属性，荤素结合指的是饮食种类，荤是肉类，素是果蔬。现代营养学认为荤素结合的饮食方式，应该以素食为主，荤食辅助搭配，保证蛋白质等营养的摄入。素食能促进肠胃蠕动，帮助人体疏通肠胃，且有补益功能。荤素搭配的比例以每天 1:2 为宜，保持素多荤少。

最后，日常饮食中，我们不太可能每次吃东西前都精细查询每种食物中各种营养素含量是多少，要保证营养均衡、五味调和，

可以在荤素搭配的基础上，尽量多吃几种食物，保证多种食物搭配，更容易实现营养互补。曾经就有营养学方面的研究人员指出，如果每天能吃30种以上的食物，可以达到养生和延年益寿的效果，这也是有科学依据和营养学道理的。如日本制定的《为了健康的饮食生活指南》就倡导民众一天尽量吃30种食材（包括烹调油和调味品）。在我国，《中国居民膳食指南（2022）》就曾明确建议，我国居民的膳食应做到食物多样，平均每天食用至少12种食物，每周食用至少25种食物（烹调油和调味品不计算在内）。可见，食物多样化是实现平衡膳食的基本途径。

饮食注意寒温适度

饮食与健康养生的关系，不仅体现在对吃的内容的筛选上，饮食温度也会影响健康。唐代孙思邈在《千金方》中就说过饮食要注意"热食伤骨，冷食伤肺，热无灼唇，冷无冰齿"，强调饮食寒温要适合人体的温度。过冷或过热的食物，不但伤胃，还会损伤五脏，破坏人体养生和健康。《黄帝内经》中就说过："五脏者皆禀气于胃，胃者五脏之本也。"比如吃过热的食物容易导致食管癌，而暴饮冷饮则会刺激胃，并影响五脏健康。

饮食时间要适宜

我们大概都听说过"早饭宜好，午饭宜饱，晚饭宜少"这句话，强调的就是饮食的时间对应的量要适宜，才能吃出健康。营养学关注的不仅是膳食搭配和健康的关系，吃什么、什么时候吃、怎么吃才能保证营养最大限度地输送和吸收，都是其研究范畴。科学膳食要求定时、定量进食，三餐时间间隔4～6小时，这样能更好地保持肠胃蠕动规律，促进消化液正常分泌，也会更健康。

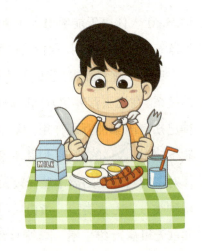

想通过合理膳食实现养生目的，三餐都必不可少。当前很多人习惯不吃或少吃早餐，反而午餐和晚餐吃得十分丰富，这其实并不符合科学膳食原则。早餐作为一天中最重要的一餐，摄入的营养最好达到一天的 1/3 以上，除了食用米、面这些碳水化合物，还应该适当吃鸡蛋、肉类等高蛋白食物，并增加新鲜蔬菜。

除了以上所说的三个方面，饮食养生还有很多小学问，后面的内容中，我们会逐一解说。总而言之，饮食与健康养生关系密切，吃对、吃好，可能祛病得益，延年益寿；而吃得不健康，也可能会因食伤身。只有重视日常膳食，养成合理的饮食习惯，才能最终达到保持健康的目的。

保持健康所需要的营养素

早在 20 世纪 60 年代的科幻小说中，创作者就预见了未来科技发展，人类可能不需要正常饮食，只需要吃一些简单的小药片或者粉末，就能维持人体生存需要。这种畅想在今天已经并不稀奇，网络上甚至已经有类似的"代餐粉"售卖，虽然还不能完全替代正常饮食，但也可部分代替日常膳食，并受到一部分年轻人的推崇。以上这类所谓的"极简饮食"，其核心就是通过改变食物形态，让人体每天能够摄入足量的身体运转所必需的营养素，发挥营养素的协同作用，保持人体健康。

只要了解营养素，我们就能更好地了解科学饮食和健康养生的关系。在过去营养学方面的研究中人们已经发现，人体内有 50 种已知营养素能互相作用，从而发挥效力，在人体复杂的运转机制下，保证人体的健康。但并不是每种营养素所需的量都一样，人体对不同营养素的需求差异较大，我们可以大致将人体内的营养素种类分为七大类——蛋白质、脂肪、碳水化合物（糖类）、矿物质（无机盐）、维生素、水、膳食纤维。了解这几类营养素在人体内的作用，有助于我们在健康饮食方面做出更科学的安排。

蛋白质

蛋白质是生命的基础，是人体生命活动必需的物质。蛋白质在人体中的作用有三点：一是为人体内的组织细胞和器官修复提

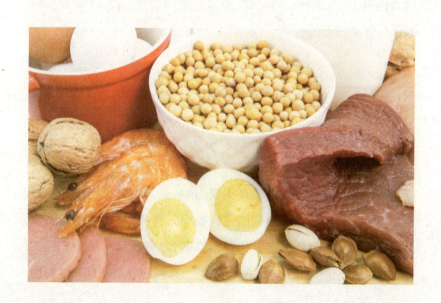

供主要原料；二是组成人体体液，调节生理功能；三是为人体提供热能。而我们日常摄入的食物中的蛋白质是否是优质蛋白，主要看它是否能为人体提供更多种类的必需氨基酸，以及其与人体组织蛋白质是否相似。比如，鸡蛋就与人体组织蛋白质相似，有较高的营养价值。蛋白质由氨基酸组成，蛋白质要转化成氨基酸才能被人体吸收利用。

脂肪

脂肪和类脂两大类都属于脂类，构成了人体营养重要组成成分。如今很多人谈"脂"色变，认为脂类都是不健康的，是肥胖的元凶，实际上若想保持身体健康，脂类是人体必不可少的营养素。脂肪是甘油和各种脂肪酸所形成的甘油三酯，包含液态的油和固态的脂。脂肪酸是脂肪的基本单位，其可分为饱和脂肪酸和不饱和脂肪酸，其中不饱和脂肪酸是"必需脂肪酸"，但它不能由人体

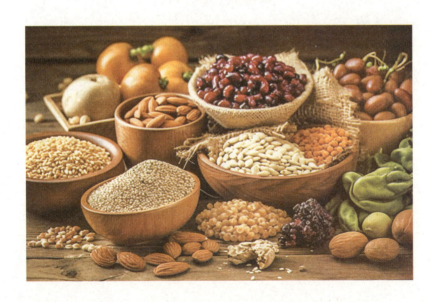

合成，则需要通过食物摄入，像亚麻酸、亚油酸、花生四烯酸等都属于不饱和脂肪酸。类脂则包括固醇类物质（如胆固醇、豆固醇）、糖脂、磷脂（如脑磷脂、卵磷脂）等。类脂能为人体提供热能，还能增加饱腹感。日常饮食中的动物油、植物油、蛋黄酱、坚果等食物，都能为人体提供脂类，满足健康需求。

碳水化合物（糖类）

碳水化合物是生命细胞结构的主要成分和主要供能物质，参与细胞的组成和多种活动，有为细胞活动供能的功能，还具有抗生酮和增强肠道功能的作用。

饮食摄入的碳水化合物，在人体内会被转化为单糖、双糖、多糖三类，这些糖类经过消化吸收变成葡萄糖，氧化后产生热能。这些热能为人体全身组织器官运转提供能量。

矿物质（无机盐）

矿物质，又称为无机盐。谈到饮食健康养生，很多人会忽略矿物质，对矿物质的摄入和补充缺乏概念。虽然矿物质仅占人体体重的4%，但对维持人体健康有重要作用。矿物质在人体内不能自行合成，必须由外界环境供给，并且在人体组织的生理作用中发挥重要的功能。矿物质主要包括钙、磷、铁、钠、钾、碘、氟、锌等，而由于地理环境和所产作物的差异，中国人比较容易缺乏钙、铁、锌、碘、氟等元素，在饮食中需要特别注意补充。

维生素

对维生素的适当补充，已经成为很多人的共识。如，补充维生素 C 可以促进机体抗体和胶原形成，参与组织修复和增强免疫力；补充维生素 A 可治疗夜盲症、干眼症等疾病；补充维生素 B_2 可以预防和治疗口角炎、唇炎等病症。维生素作为人体生长和代谢所必需的低分子有机化合物，虽然所需量很少，但作用巨大，不可或缺。

缺少维生素可能导致人体新陈代谢出现障碍，影响正常生理功能。我们在日常饮食时就应当注意筛选食物类型和烹调方式，避免破坏维生素，从而保证人体能摄入足够的维生素。

维生素可以分为脂溶性和水溶性两类。维生素 A、维生素 D、维生素 E 等只溶于脂肪，不溶于水，人体吸收后可在体内储存，而像维生素 C、B 族维生素等水溶性维生素，吸收后不溶于脂肪，只溶于水，摄入过量就会通过尿液排出，不能储存在人体内持续吸收。

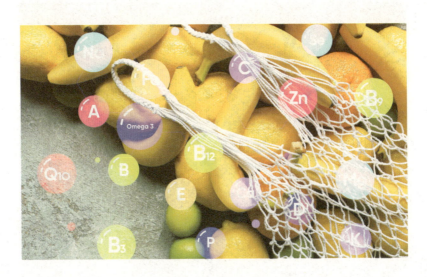

水

水是我们很熟悉的一种物质，虽然人不能少了水，但说到必需营养素，大家可能不太会想到水，因为觉得水和"营养"似乎没什么关系。其实，人体生理活动和营养素的反应代谢都需要在有水的环境下进行。成年人人体体重的 65% 是水，而人体血液中含水量则高达 80%。如果一个人损失 20% 的水，那么他将无法维持生命。所以，我们要想保持健康，达到养生目的，就要注意多喝水。"一天八杯水"的说法，虽然没有什么科学的依据，但是至少说明每天喝足量的水，对抗衰、驻颜、养生都有重要帮助。

膳食纤维

膳食纤维是指不能被人体消化系统中的酶消化、分解、吸收的多糖类物质。膳食纤维主要来自植物细胞壁成分，通常分为溶于水的可溶性膳食纤维和不溶于水的不可溶性膳食纤维。膳食纤

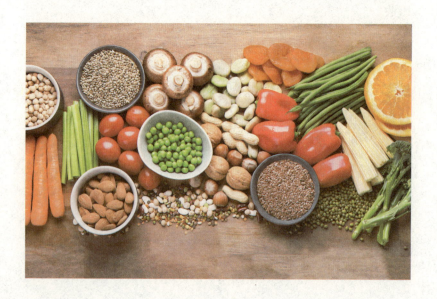

维主要是从植物性食品（谷物及各种瓜果蔬菜）中获得。健康人每日常规饮食中应有 30～50g（干重）纤维素。膳食纤维具有改善便秘、促进肠道健康、帮助减肥、平稳血糖等功能。

2023 年 7 月，世界卫生组织在最新发布的膳食指南中建议，成年人每天应至少摄入 25 克膳食纤维。但根据《中国居民膳食纤维摄入白皮书》的调查数据，中国居民膳食纤维日均摄入量只有 8～11 克，且呈下降趋势，能达到最低摄入量要求的人群不足 5%。膳食纤维能促进肠道蠕动，降低体内胆固醇，并有效预防动脉硬化，调节糖代谢，从而帮助防治糖尿病。所以，保证体内必需营养素的摄入，对健康养生意义重大。

了解了以上保持身体功能所必需的几种营养素，我们在膳食养生和日常饮食调整中，就能做到"心中有数"，更科学、平衡地设计饮食计划，实现健康养生的目标。

蛋白质与脂肪需科学摄入

要问当代年轻人最关心的问题是什么，减肥和健身话题一定榜上有名。许多人经常不是正在减肥健身，就是即将开始减肥健身。"我要多摄入蛋白质""这个脂肪含量太高，我减肥不能吃""我要开始减肥健身，今天开始戒碳水化合物"……每个人心中都有自己的减肥健身"圣经"，但减肥就不能吃脂肪，健身就需要戒掉碳水化合物、吃更多蛋白质，这些说法都是对的吗？对我们大多数人而言，蛋白质和脂肪的摄入，要如何把控才是科学健康的呢？

走进蛋白质和脂肪的世界，深入了解这两种营养素，才能避免盲目跟风，科学制定适合你自身的"蛋白质和脂肪食谱"，达到健康饮食、膳食养生的目的。

蛋白质——人体生命密码

蛋白质是生命的物质基础，人体的肌肉、骨骼、血液、皮肤、毛发，乃至每个细胞的组成都有蛋白质成分。蛋白质大约占人体全部质量的 16% ～ 20%。人体内超过 25% 的蛋白质是胶原蛋白，它是人体含量最多的蛋白质。蛋白质维持人体各种代谢活动的正常运转，在保障人体生长发育的同时，也为繁殖和遗传提供能量。蛋白质还是人体组织细胞修复的主要原料。

然而，如此重要的蛋白质，也不是补充越多越好，蛋白质摄入过多或者过少，都会影响身体健康。过量摄入蛋白质会给人体增加负担，造成肾脏损伤等严重伤害；而蛋白质缺乏则会使人的免疫力下降，导致身体出现一些问题，比如贫血、消瘦、视力变差等。未成年人蛋白质摄入不足，更是会影响生长发育。

我们的身体最少需要多少蛋白质来维持基本活动呢？一个成

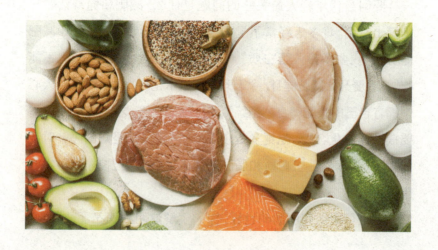

年人每天蛋白质的需求量不是固定的，需要结合体重来看，主要与他的标准体重有关。按照我国的标准，一般成年男性的标准体重为身高减去105，成年女性的标准体重为身高减去100。即

成年男性：标准体重（千克）＝身高（cm）-105；

成年女性：标准体重（千克）＝身高（cm）-100。

一般来说，正常人每天应摄入的蛋白质量是标准体重每千克1～1.2克。即每天蛋白质基本需求量（克）＝标准体重（千克）×(1～1.2）克。

如果是肝病患者，由于其存在消化吸收障碍，饮食中的蛋白质供应应该略高，应该是标准体重每千克1.2～1.5克每天，有利于肝组织的修复。即每天蛋白质基本需求量（克）＝标准体重（千克）×（1.2～1.5）。

那么，从健康饮食角度，哪些食物中蛋白质的含量高？哪种蛋白质的营养价值高？如何选择含蛋白质的食物更有利于营养和健康呢？

1. 动物性蛋白质和植物性蛋白质

食物中的蛋白质可以分为动物性蛋白质和植物性蛋白质两种。简单地说，动物性蛋白质就是动物身体中含有的优质蛋白质，比如常见的禽肉、动物内脏、海鲜类、蛋类、奶类，这些食物都含有丰富的动物性蛋白质，能为人体补充优质蛋白。

而植物性蛋白主要存在于豆类植物中，比如黄豆、黑豆等五谷杂粮，它们的氨基酸种类不如动物性蛋白质全面，且含有的蛋白质相对较少。五谷，主要是稻、黍（shǔ）、稷（jì）、麦、菽（shū）。同时也习惯性地将大米和面粉（细粮）以外的粮食称作杂粮（粗粮），而五谷杂粮也泛指各式各样能当粮食的作物。

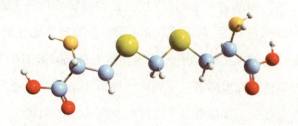

中国人的膳食习惯以谷类为主，虽然也能摄入植物性蛋白，为人体补充蛋白质，但摄入的量不能完全满足人体需求，在以米面为主食的基础上，还需增加肉、蛋、奶类，保证人体摄入足够的蛋白质，以维持身体功能运转。

2. 更好的蛋白质食物

既然蛋白质有动物性和植物性两种，且不同食物蛋白质含量不同，那什么样的蛋白质食物更好呢？

其实，食物中蛋白质营养价值的高低，主要取决于蛋白质含量、消化率、能被吸收和贮存利用的氨基酸含量这三方面的因素。

首先，食物中蛋白质含量越高，越具有营养价值。我们在挑选食物时，想补充蛋白质，就要选择肉、蛋、奶这类蛋白质含量高的。

其次，食物蛋白质的消化率越高，越具有营养价值。比如，人体对谷类蛋白质的消化率大约为80%，对水果类蛋白质的消化率略高，可达到85%，而对肉、蛋、奶这类食物的蛋白质消化率可高达97%。所以，肉、蛋、奶类食物更适合我们在想补充蛋白质时进行选择。

最后，我们还要注意人体对食物中蛋白质的吸收和利用率。光吃进去消化了，但是没吸收，也难实现补充蛋白质的目的。食物中蛋白质能不能较好地被吸收，主要看蛋白质被人体分解成氨基酸后，这些氨基酸能不能更好地被利用。氨基酸可分为人体必需氨基酸和非必需氨基酸两类。从营养学角度看，有 8 种氨基酸是人体必需，但又无法自身合成的，我们必须从食物中摄取这些必需氨基酸，它们分别是赖氨酸、蛋氨酸、亮氨酸、异亮氨酸、苏氨酸、缬氨酸、色氨酸、苯丙氨酸。日常饮食中所选择的食物，在经过人体消化后，越多必需氨基酸能被吸收利用，说明这种食物的营养价值越高。

3. 更健康的蛋白质膳食来源

在选择含蛋白质的食物时，我们有动物性蛋白质和植物性蛋白质两大类可以选择。一般鱼、肉、蛋这类食物，其中 10%～20% 为蛋白质，属于比较优质的蛋白质；而素食中，植物蛋白含量比较高的是豆类，尤其干豆类蛋白质含量达 20%～40% 左右，且能为人体提供必需氨基酸，这类植物性蛋白质可以代替动物性蛋白质，也属于优质蛋白质。

另外，对于一些喜欢吃零食的人而言，想轻松补充蛋白质，也可以选择吃坚果类食物，像瓜子、花生、核桃等坚果，也含有较丰富的蛋白质，其含量可达到 15%～25%。

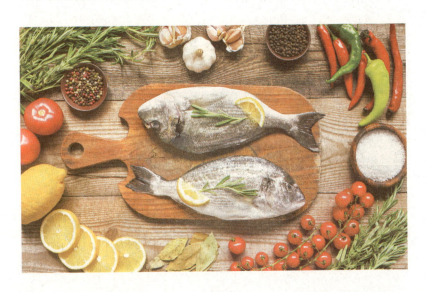

　　结合以上关于蛋白质食物的知识介绍，我们可以得知，如果想通过饮食调节，补充蛋白质，保持身体健康，可以将动物性蛋白质和植物性蛋白质搭配食用，一种食物如果含有的某些氨基酸含量低，我们可以搭配其他种类氨基酸含量较高的，并且尽量在 48 小时内多样化地摄取食物，这样才能最大程度保证体内蛋白质的科学摄入。

脂肪有益健康

　　说完蛋白质，我们再来看看脂肪，这是一个在很多人印象里和"肥胖""亚健康"等情况关联较多的营养素。

　　我们常常将脂肪较多的食物与人体各种疾病联系在一起，比如认为五花肉吃多了会导致高血脂，奶油吃多了会肥胖，等等。其实，脂肪也并不都是"坏的"，相反，脂肪是人体必需的营养素，是有益健康的。一些必需的脂肪还可以降低癌症、心脏病、关节炎、过敏反应等疾病的发生率，促进身体素质变得更强。脂肪对健康

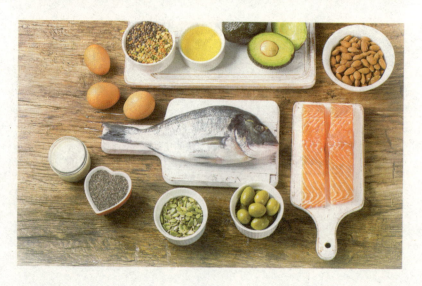

有益还是有害的关键是，是否选对饮食中的脂肪类型。

　　人体和食物中的脂类，主要包含脂肪和类脂。脂肪占据绝大部分，大约95%，学名也叫作甘油三酯，5%则是其他脂类。脂肪是人体组织的重要组成成分，一般人身体里大约含有10%～20%的脂肪，而肥胖的人，体内脂肪含量可达30%以上。人体的脂肪组织是脂肪的主要存储场所，人体中的脂肪不但能供给和储存能量、提供必需脂肪酸、供给和促进脂溶性维生素吸收，还能维持体温和保护脏器。要想发挥脂肪在人体中的积极作用，我们就要在膳食中摄入更多的有益脂肪。

　　如果对生活中常见食物中所含脂肪类型进行分类，亚麻、大豆、海藻、向日葵子、芝麻、杏仁、鹿肉、鸡肉、蛋类等食物提供的脂肪为有益脂肪，含有更多的单不饱和脂肪酸、多不饱和脂肪酸。其中，多不饱和脂肪酸不但能为人体活动提供能量，而且其还是身体功能运转必不可少的营养素。而现代饮食中常见的起酥油、人造奶油、精制油等食物，所含的有害脂肪则较多。比如精制植物油和加工植物油在加工过程中会改变原来多不饱和脂肪酸的状态，植物油加工过程中"氢化"（如我们常吃的"人造奶油"就是氢化过的油），变成反式脂肪酸。这样的脂肪不能被人体吸收和应用，也很难被代谢排出身体，摄入过多就会影响健康，引起一些心脑血管类疾病。

　　因此，从饮食健康和养生的角度考虑，很多高蛋白的食物也含有较高的脂肪，我们在选择蛋白质和脂肪摄入时，可以多选择鱼、虾、鸡肉、蛋类、坚果等这类蛋白质含量高、有益脂肪含量多，且能为人体提供必需脂肪酸的食物。

难以抗拒的糖类

提起糖类，大家最先想起的是不是各种甜蜜的食物？在历史长河中，甜味食物对于古人而言相对更安全，因为自然界中的甜味食物基本都是无毒的。所以，由于人类基因对于甜味安全的记忆，我们天生就难以抗拒糖类的吸引，也更喜欢糖类带给味蕾的甜蜜感觉。

然而，所谓糖类，并不仅仅指有甜味的东西，准确来说，糖类其实就是指碳水化合物，是人体能量的直接来源。我们日常活动所需的热量，很多由碳水化合物，即糖类来提供。

糖类可以简单分为单糖、二糖（双糖）、多糖和低聚糖。葡萄糖、果糖、半乳糖等属于单糖；蔗糖、麦芽糖、纤维二糖和乳糖等属于二糖；淀粉、糖原、纤维素等属于多糖；低聚果糖、低聚半乳糖、大豆低聚糖等属于低聚糖（也叫寡糖）。低聚糖虽然是一种不常见的糖，但在某些保健品中可能会出现它们的名字，比如益

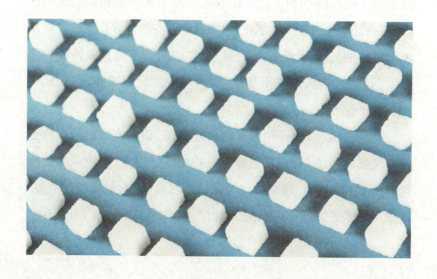

生菌补充剂。它的特点
是不会被消化酶消化，
但能被肠道益生菌利用
（酵解），可促进肠道蠕
动，利于排便，所以又被
称为"益生元"。

　　实际上，糖类不只
存在于白糖、红糖、麦芽糖这些显而易见的甜味食物中，日常生活
中的很多其他食物也都能为人体提供糖。比如，水果和玉米中含
有果糖和葡萄糖，谷物、蔬菜等食物中含有多糖或淀粉，同时这些
食物经过人体消化，也会留存一些不能被消化的膳食纤维，比如
芹菜等蔬菜也含糖，但这类蔬菜中更多的是人体不能消化的膳食
纤维，具有促进肠胃蠕动的作用。

　　一般成年人一天可消化的碳水化合物摄入量应该保持在 200
克左右为宜，这些摄入的碳水化合物大约占人体一天总能量的
60% ～ 70% 比较合适。

　　为什么健身减肥和营养学研究中，一边提倡"戒糖"，一边建
议大家要吃碳水化合物呢？就是因为碳水化合物与人体健康有密
切关系，过多或者过少摄入碳水化合物，都会影响健康。

　　碳水化合物摄入过量，会导致肥胖，而肥胖又会引发高脂血
症和糖尿病等病症；而太少吃碳水化合物，也会引起"健康警
报"，会使人产生低血糖、全身无力、头晕、心悸等症状，严重者还
可能由于低血糖而导致昏迷。

　　那么，我们如何摄入碳水化合物，才既能保证解口腹之欲和
摄入充足的营养，又能达到健康养生的目的呢？

少吃精制糖

碳水化合物被消化分解后主要可以转化为半乳糖、果糖和葡萄糖。半乳糖和果糖是慢速释放糖，葡萄糖是快速释放糖。根据进食后血糖升高的速度的快慢，可以把糖分为快糖和慢糖。精制糖零食、小麦面粉制品、米饭、粥、糯米制品里的糖都属于快糖，而蔬菜、水果、粗粮中的糖都属于慢糖。同样摄入糖类，慢速释放糖能更长时间为人体缓慢提供能量，所以我们可以更多地选择缓慢释放糖的碳水化合物。这样既吃了糖类，又能让这些糖类在人体中延长为人体功能运转提供能量的时间。通俗来讲，就是要少吃精制糖，吃更"管饱""顶饿"的碳水化合物。

像白面包、精白米、精制谷物这类精制碳水化合物，以及各种含有麦芽糖、高果糖、玉米糖浆等精制糖的食物，释放糖的速度更快。这些碳水化合物会让人体血糖迅速升高。虽然能快速补充能量，但是也会导致体内血糖波动大，身体在血糖升高后，需要快速

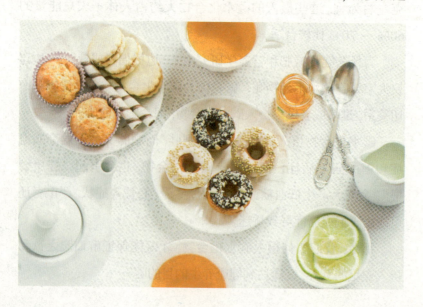

恢复体内血糖平衡，这个血糖快速平衡的过程并不利于健康养生。像燕麦片这种粗糙的碳水化合物，由于其成分更"复杂"，释放糖的速度更缓慢，更有利于保持体内血糖平稳，所以对健康养生也更有益。我们日常可以多食用这些非精加工的碳水化合物，以实现饮食健康。

注意血糖平衡

要想身体健康，一定要注意通过饮食保持血糖平衡。医学研究表明，当下有 30% 左右的人群存在维持血糖平稳功能受损情况。一个人的血糖水平决定着他的食欲和精力。高血糖会增加肝脏负担，增加人体脂肪含量，导致肥胖，而低血糖会导致人呈现疲乏、易怒、紧张、注意力过低等诸多负面状态。所以，从碳水化合物摄入角度考虑，通过科学摄入碳水化合物，控制体内血糖水平，人才能维持体重，保持精力。

对没有特殊疾病的一般人而言，健康饮食和膳食养生并不需要拒绝碳水化合物，只要合理搭配食物，从血糖平衡角度，多吃低血糖生成指数（GI）食物，不"戒糖"也能身体健康。

在平稳血糖、健康饮食中，我们更提倡主食定量、粗细搭配的原则，可以在主食摄入碳水化合物时，保证全谷物、各种豆类占主食的三分之一，并且多吃低血糖生成指数的各种蔬菜水果，比如豆类（扁豆、大豆等）、芋头、大白菜、卷心菜、油菜、韭菜、芹菜、菠菜、苦瓜、黄瓜、冬瓜、莴苣、茄子、菜花、绿豆芽、丝瓜、西葫芦、蘑菇、笋、胡萝卜等，水果则可以选择李子、梨、樱桃、橙子、苹果、柚子、香蕉等。这些食材都对平衡膳食、控制血糖有帮助，对膳食养生有益，还可以预防和控制糖尿病。

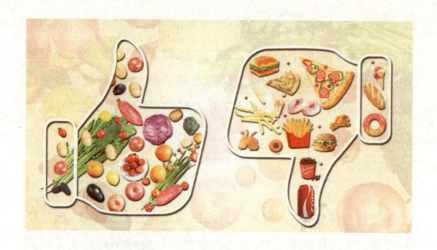

总而言之, 从营养学角度而言, 并不是不吃碳水化合物就是健康的, 相反, 我们需要更科学地从平衡血糖角度, 配比食用碳水化合物, 才能既使饱腹感更强, 又吃出健康好身体。

人体必需的矿物质和维生素

矿物质和维生素都是人体必需的营养素, 但是人体自身无法合成这两类物质, 它们都必须通过食物来提供。所以, 如何通过科学膳食搭配, 保证矿物质和维生素的摄入, 在饮食健康养生方面就十分重要。

人体内的矿物质按含量多少可分为常量元素和微量元素。常量元素, 即含量占人体总重的 0.01% 以上的元素, 如钙、镁、钾、钠、磷、硫、氯等, 人体每日膳食对这类元素的需求量都大于 100 毫克; 微量元素含量占人体总重量的 0.01% 以下, 比如铁、铜、碘、锌、锰、硒、氟等, 这类元素（矿物质）在人体每日膳食中的需求量一般小于 100 毫克, 虽然需求量很小, 但不可或缺。

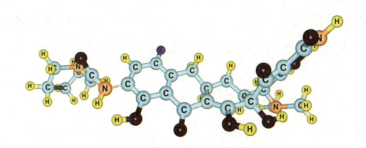

矿物质在人体中的作用十分重要，它参与机体代谢，维持人体生理功能，如保证人体肌肉收缩、维持渗透压、保障神经系统完整性等。一旦人体缺乏矿物质，就会使人体内的酶失活或能力减弱，还会导致人体激素、蛋白质的合成与代谢出现障碍，造成人体新陈代谢、组织呼吸、生长发育等功能受损。

维生素与矿物质相似，也是人体需求量不大，但却必不可缺的营养素。维生素在人体中具有重要的生理功能，很多人体生化过程都有维生素的参与，像能量转化等，都需要维生素发挥重要作用。人如果长期缺乏任何一种维生素，都会导致疾病，严重者甚至可能危及生命。佝偻病、维生素 C 缺乏症等病症都是缺乏维生素导致的。

既然矿物质和维生素对人体如此重要，很多人可能会说，现在市面上有很多种类的维生素补充剂和矿物质补充剂，我们通过吃这些补充剂，不就可以避免体内缺乏矿物质和维生素了吗？这种观点并不完全正确，矿物质和维生素也并不是补充越多越好，适当摄入才是最健康的，过多地补充矿物质和维生素，一旦超过人体耐受值，反而会危害健康。

其实，保证日常饮食平衡，从食物中获得矿物质和维生素才是最健康的。下面让我们一起看看人体内主要矿物质和维生素的功能，了解它们的功能、需求量，才能在每日三餐中合理地搭配食物，从食物中获取矿物质和维生素。会吃会补，才能吃出健康。

人体内主要矿物质的功能与食补

1. 钙

钙是人体骨骼和牙齿的重要组成成分，能促进生长发育、调节神经、刺激肌肉，维持人体内环境平衡，保障人体新陈代谢。如果缺钙，人就会出现盗汗、烦躁、腿抽筋、骨质疏松、佝偻病等；而过多地补充钙，则会导致骨骼钙化较早。成年人每天摄入800～1000毫克钙为宜。在牛奶、海带、小白菜、虾皮、骨汤等食物中均含有丰富钙质。

2. 钾

钾具有调节人体酸碱平衡的作用，能协助维持神经肌肉应激性及心脏的正常功能。缺钾会导致人出现肌无力、恶心、呕吐、低血压等症状，而过多补充钾则会导致中毒。成年人每天摄入大约

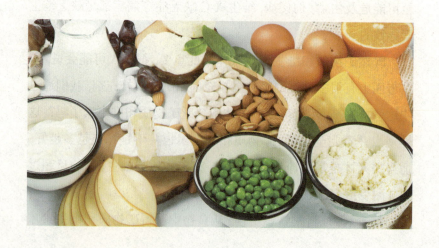

2000 毫克钾为宜。日常吃香蕉、糙米、葡萄干、无花果、鸡肉、鱼肉等食物都能补充钾。

3. 钠

我们都知道食盐的主要成分是钠，它对维持人体血压正常和酸碱平衡有重要作用，还能增强人体神经肌肉的兴奋性。钠摄入不足，会导致人恶心、呕吐、血压下降，而摄入的钠过多，则会给人体血液循环增加负担，造成血压升高，日积月累容易引发心血管疾病。一般成年人每天摄入大约 2000 毫克钠就可以。可以通过食盐、火腿、谷糠、马铃薯、海藻等食物补充钠。

4. 锌

锌有促进生长发育和组织再生的作用，能增进食欲，提高免疫力。一些小孩子不爱吃饭就需要补充葡萄糖酸锌，就是因为缺锌会导致人食欲不振、生长缓慢，还可能导致皮肤伤口愈合慢、易感染。但也不宜过度补锌，摄入锌过量会引发人体内铜的继发性缺乏。多吃动物肝脏和鱼虾，以及花生、瓜子等坚果，都能达到补锌的目的。

5. 铁

铁是人体内血红蛋白和肌红蛋白的重要组成成分，人体内氧气运输需要铁元素的参与，铁缺乏会引发贫血，而铁补充过量则会导致人患心脏病的概率增加。一般成年男性每天摄入大约 15 毫克铁即可，而女性由于生理构造不同，更容易出现贫血、缺铁等问题，每天摄入可以略多些，以 20 毫克为宜。我们在饮食上多吃动物肝脏、瘦肉、紫菜、黄豆、大枣、黑木耳等深色食物，都可以补铁。

6. 碘

我们都听过碘是人类"智慧之花"这种说法，因为碘能合成甲状腺素，不但能预防甲状腺肿大，还有利于骨骼发育和人体内维生素的吸收。缺碘会导致人发育迟缓，尤其婴幼儿缺碘可能会影响智力发育。人体摄入的碘过多或过少都影响甲状腺功能的正常运转，成年人每天摄入大约 150 微克碘就可以，我们可以通过吃海带、紫菜、海鱼等海产品补充碘。

人体内主要维生素的功能与食补

不同于矿物质，人体内的维生素分为脂溶性（维生素 A、维生素 D、维生素 E）和水溶性（B 族维生素、维生素 C）两类。我们日常饮食中在补充维生素时，一定要注意不同维生素之间的差异，了解维生素的补充和流失情况。

脂溶性维生素包括维生素 A、维生素 D、维生素 E，它们存储在脂肪细胞和肝脏内，它们在体内能保存六个月，在身体需要这些维生素时能在特定载体的帮助下，被输送到需要的地方，将它们溶解在脂肪中才能被人体吸收。

水溶性维生素包括 B 族维生素和维生素 C，它们随血液流动，

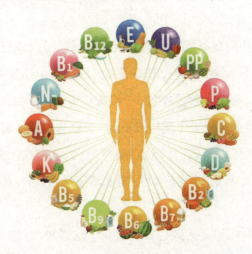

需要每天补充。水溶性维生素只溶于水，可以通过尿液排出，更不容易被人体贮存吸收，所以我们要多关注这类维生素的补充。

所有维生素在身体的自然损耗过程中都扮演着一定角色，下面我们就逐一做介绍。

1. 维生素 A

维生素 A 是一种脂溶性维生素，其具有保护皮肤和黏膜的作用，缺乏维生素 A 容易出现结膜炎、干眼症和脱发、疲劳等症状，而摄入过量又会导致人头晕、头痛、腹泻、呕吐等症，严重时甚至会导致中毒。一般成年男性每天补充 800 微克维生素 A，成年女性每天补充 700 微克维生素 A 就能保证维生素 A 的摄入。食用胡萝卜、动物肝脏、红薯、南瓜、西葫芦、菠菜等食物，都能补充维生素 A。

2. 维生素 D

维生素 D 的主要功能是促进人体吸收钙和磷，保证血钙和血磷的饱和状态，促进人体牙齿和骨骼的生长发育。缺乏维生素 D 会导致人出现严重蛀牙、软骨病、老年性骨质疏松、佝偻病等症状，而过量补充又会导致中毒，严重时会出现肾脏损伤。不同年龄段的人对维生素 D 的需求量存在差异，0～10 岁的婴儿、幼儿、儿童及 50 岁以上的老年人，每天摄入 10 微克即可，而 11～49 岁的人群，每天摄入 5 微克即可。食用海鱼、动物内脏、奶酪、蛋黄等食物，都能帮助人体摄入维生素 D。

3. 维生素 E

抗氧化是维生素 E 的主要作用，补充维生素 E 能延缓衰老，保护人的心脑血管。一旦出现维生素 E 缺乏，会导致人皮肤干燥、贫血、精神紧张，而补充过量的维生素 E，也会导致人出现皮炎、

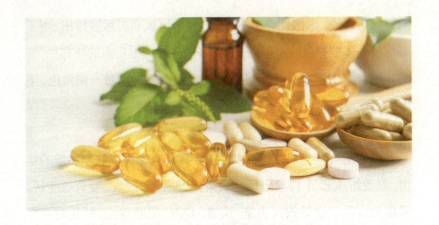

荨麻疹等疾病。所以，一般成年人每天补充 14 毫克维生素 E 即可。坚果和油类含有的维生素 E 较为丰富，食用花生、杏仁、榛子、芝麻油、小麦胚芽、棉籽油、绿叶菜等，都能补充维生素 E。

4. B 族维生素

B 族维生素包括维生素 B_1、维生素 B_2、维生素 B_6、维生素 B_{12} 等，这类维生素都有促进发育、增强组织再生能力、缓解口腔溃疡、缓解视疲劳、预防过敏等作用。同样，B 族维生素也需要适当补充，缺乏或者过量都会导致人体出现疾病。一般成年人对维生素 B_1、维生素 B_2 的需求量为每天 $1.2 \sim 1.6$ 毫克，对维生素 B_6 的需求量为 $1.1 \sim 1.5$ 毫克，而对维生素 B_{12} 的需求量为 2.4 微克。我们可以通过食用燕麦片、猪肉、油菜、菠菜等食物，适当补充这些维生素。

5. 维生素 C

维生素 C 具有抗氧化的作用，不但能使人的皮肤白皙紧致，还能提高人体免疫力，降低胆固醇和预防心血管疾病。一般来说，如果发现皮肤上出现异常色斑，或者有牙龈出血、皮下出血等情况，说明你可能已经缺乏维生素 C 了。成年人每天摄入 100 毫克的维生素 C 较为合适。一般食用橙子、西柚、猕猴桃等水果，或者黄椒、西蓝花、番茄等蔬菜，都能补充维生素 C。但要注意的是，过量补充维生素 C 会导致腹泻和腹胀，也有可能导致人体铁吸收过度，出现肝中毒症状。

通过以上对人体必需矿物质和维生素的了解可以发现，虽然这些人体必需的矿物质和维生素种类很多，但都可以通过日常常见的食物得到补充，且都不宜过量补充。所以，如果不是因为患有某些疾病需要特殊补充矿物质和维生素，我们完全可以通过健康的饮食方式来补充日常所需，只要日常饮食种类较为丰富，无需单独补充，就能保证身体健康，保证人体获得充足的营养。

中餐常食用的食物及营养类型

中餐饮食种类丰富，自然界可食用的数百种食物，在中餐中几乎都有涉及。但即使是这样丰富的中餐，如果搭配不合理，也难以满足人们日常的营养需要，因为自然界没有任何一种食物含有人体所需的全部营养素，饮食习惯存在偏好，就很容易造成我们身体中的某些营养素不足或过量，进而引起各种疾病。

中国居民日常主要食物较为丰富，大致可分为粮谷、薯类、豆类、坚果类、果蔬类、肉类、蛋类、乳类这八个品类。了解这些食物的特点和营养价值，可以帮助我们更轻松地科学实现日常膳食搭配。

粮谷、薯类

稻类、小麦是我国居民最常食用的粮谷。此外，玉米、高粱、大麦、小米、燕麦片片等也较为常见。这些都属于"主食"，是

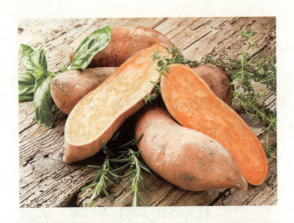

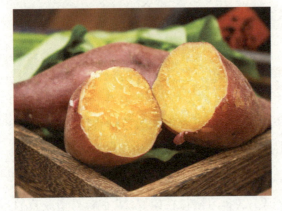

人们每日热能的主要来源，大约能提供人体全天总热能的60%～80%，除了热能外，这些主食还会为人体提供约50%的蛋白质。但近年来的减肥风潮和饮食潮流中却存在一个误区，认为以肉类代替粮谷类是更健康、能提供更多蛋白质的饮食习惯。实际上，粮谷为人体提供的营养包括热能、蛋白质、维生素、矿物质等多种营养素，并非肉类可以代替。

现代营养学研究建议，人们日常应避免长期食用精加工粮谷。稻麦这类粮谷的加工过程会导致其外表皮和胚芽中的多种营养物质丢失。比如，糙米含有丰富的B族维生素，而多次碾压加工，可以使糙米中的B族维生素流失，初始含有14微克B族维生素的糙米，经过五次碾压就只剩下0.7微克，以食用这种精加工粮谷为主，也是当前人们膳食营养不平衡的原因之一。因此，"粗细搭配""吃粗吃糙"正逐渐成为人们的饮食共识。

除了粮谷，薯类也是中国人餐桌上常见的"主食"类型，近年来深受减肥、健身人士的青睐。相比粮谷，薯类既能当主食又能当副食，具有很多粮谷类没有的营养价值。如红薯、马铃薯、芋头等根茎类，其中多含有丰富的维生素 C、钾、胡萝卜素等营养素，对健康益处良多，日常我们可以适当增加食用。

豆类

维持人的健康机体功能，除了需要大量优质蛋白，如赖氨酸，矿物质、维生素等营养素也必不可少，而豆类食品正是补充赖氨酸等物质的优质食材，可弥补粮谷类蛋白质的不足。

豆类食品具有价格低廉、营养丰富等优势。粮豆混合食用，能帮助人体补充氨基酸、脂肪酸、维生素 E、维生素 B_1、烟酸、矿物质等营养物质，而且豆类提供的植物性蛋白与肉类提供的动物性蛋白相似，并具有更高含量，因此我们可以在饮食中加入杂豆类，保持"吃杂"的习惯，为身体健康提供良好的饮食条件。

坚果类

香酥可口的坚果是很多人喜爱的零食。这些坚果不但能"过嘴瘾"，还能为人体提供丰富的营养。核桃、花生、瓜子、松子、杏仁等含有优质脂

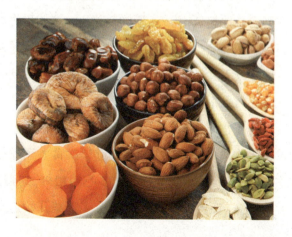

肪和丰富的蛋白质，栗子、菱角、莲子这类坚果则含有丰富的碳水化合物、矿物质和维生素。

从中医养生角度来讲，很多种类的坚果也具有保健和药用价值。如核桃仁具有补肾、温肺、润肠的作用，在调节腰膝酸软、肠燥便秘、肾阳不足等方面有一定的作用。将核桃仁和枸杞子、粳米一起熬煮，可用于滋阴补肾、健脑益智。这些都是坚果在饮食营养和健康养生方面的妙用。

果蔬类

果蔬类是如今人们在健康饮食方面首选的食物类型，但是要想真正实现吃得健康，了解水果和蔬菜提供的不同营养也十分重要。

果蔬不可互相替代，新鲜水果含有较多的水分，并含有钾、钠、镁等碱性元素，能帮助人体中和动物脂肪等酸性物质，维持酸碱平衡。同时，水果还能为人体提供果糖、蔗糖、葡萄糖等碳水化合物和膳食纤维、果胶等物质。其中，膳食纤维和果胶类物质能有效促进人体肠道蠕动，实现通便的效果。但水果中的蛋白质和脂肪含量比较低，另外，新鲜蔬菜所含有的矿物质和维生素，在水果中也相对较少。所以，一些人习惯用水果代替蔬菜，日常多吃水果而少吃蔬菜，并不是十分健康的饮食习惯，这样吃会导致体内缺少必需维生素等营养素。

与水果相似，新鲜的蔬菜也含有大量水分，是人体膳食纤维和矿物质的重要食物来源。近年饮食风潮提倡"返璞归真""回归自然"，除了在主食方面多吃粗粮外，"野菜"也成为餐桌上的新宠，像芦蒿、荠菜、马齿苋等野菜开始走向餐桌，甚至进入宴席。这样适当扩大蔬菜食用类型，也能帮助人体获得多样性的膳食纤维。

肉类

中餐对肉类食材的选用和烹调可谓五花八门。畜肉、禽肉及水产都是我们餐桌上常见的佳肴。肉类主要为人体提供优质蛋白质，像动物内脏这类，不但有脂肪含量低、营养价值高等优点，还含有丰富的维生素 A、维生素 B_1、维生素 B_2、维生素 B_{12}、膳食纤维等营养素，其营养价值高于一般肉类。

平时我们觉得熟肉散发的肉香诱人，主要是因为肉中有可溶于水的含氮浸出物，如核苷酸、肌酸、氨基酸、肽类等，会刺激胃酸分泌。这些物质溶于汤中会鲜美加倍，但是"营养都在汤里""只喝汤不吃肉"则是一种错误的饮食理论。虽然具有营养价值的含氮浸出物溶在汤里，但肉类煮熟后，蛋白质凝固，只有很少的蛋白质水解为氧基酸溶于汤中，大量蛋白质还是存在于肉本身，肉汤兼食才是更健康的饮食习惯。

人们一直认为鱼类比其他肉类更有营养价值，其实这也是有科学依据的，并非只因"物以稀为贵"。鱼类和其他肉类虽然在氨基酸和优质蛋白成分上相似，但鱼类肌肉纤维细短，肉质细嫩柔软，比其他肉类更易消化、吸收。同时，鱼油中含有更多的维生素 A、维生素 D、不饱和脂肪酸，以及磷、钾等矿物质，这些都是其他肉类不可替代的。

蛋类和乳类

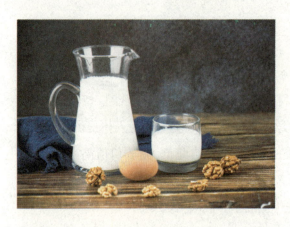

蛋类和乳类也是人们日常生活中常见的营养食物。很多人认为乳、蛋类食物主要为人体提供优质蛋白和脂肪，其实这并不全面。除了优质蛋白和脂肪，牛奶等乳类中不但含钙量高，还含有人体必需的卵磷脂、维生素 A、维生素 D, 锌、碘、硅等微量元素，以及磷、钾等矿物质。乳类中的这些营养素更易吸收，十分适合儿童和老年人这类吸收能力弱的人群饮用。

蛋类所含的营养物质和乳类类似，虽然含钙量不如乳类，但所含的铁、卵磷脂、胆固醇等营养素高于乳类。尤其是蛋黄中含有丰富的脂肪，其呈乳融状，更容易被消化吸收。

由此可见，为了满足人体日常需求，保障机体健康，我们需要保持饮食的多样性，以达到让身体内的各种营养素均衡的目的，这也是保证饮食健康的关键。

药补不如食补

在中国道家经典名著《道德经》中有这样一句话："天之道，损有余而补不足"，意思是自然的规律，讲究减少有余的，补给不足的，这一道理也是中医食物养生中的最高境界，即用食物自身的特性去纠正和弥补人身体中所缺少的和不足的，以达到调理身体的目的。中医养生中有"药补不如食补"的说法，这一概念在现代营养学中也有其科学依据。

营养学认为，食物就是各种可供人们食用的、可以获得能量和营养的物质。这些食物能为人体生命活动提供能量，具有维持人身体功能正常运转的作用，而各种营养物质具有多样性和成分复杂性，它们能为增强人体抗病能力提供具有化学作用的成分。所以食物的适当摄入，就是人战胜疾病、获得健康体魄的基础。

食物的性能理论与药物的性能理论有很多相通之处。了解食物的性能特点，能帮助我们更科学地进行膳食搭配，达到祛病强身、增强免疫力、健康养生的目的。古人疗愈疾病会采用"食疗"的方式，现代营养学也提出"吃出健康"的理念，既然古今医学家都认为"食物是最好的药"，对人的健康有帮助，我们不妨从中西结合的角度看看，怎样从饮食调节方面实现健康养生。

食物有四气

不仅中药有四气、五味的说法，我们日常生活中吃的食物，也可以依据四气、五味进行区分。

四气指的是食物寒、热、温、凉四种性质。因食物有四气之分，不同属性的食物被人食用后，在人体内就能产生不同的功效。寒凉食物具有清热解毒、滋阴凉血的功效，人如果属于热性体质，或者患有热性病症，就可以多吃寒凉的食物来泻火。比如，人中暑或有高热汗出症状时，就可以多摄入凉性的瓜果、果汁等，如西瓜、

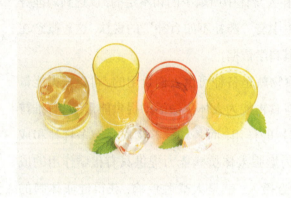

酸梅汁、冰牛奶等，能缓解身体的不适症状；而温热性质的食物，则具有活血通络、温经散寒等功效，寒性体质的人，或者患有寒性病症的人，就可以多吃温热性的食物。比如，冬天怕冷、手脚冰凉的人，可以多吃牛羊肉等温热的食物。人们常用的喝姜汤祛风寒的方法，就是运用了以温散寒、以热补凉这个原理。

食物有五味

五味指的是食物的酸、苦、甘、辛、咸五种味道。这五味不仅指食物的味道，也是指食物的性质和作用。不同味道的食物有不同的作用，而味道相近的食物，又具有共性。

从中医食疗角度来说，酸味的食物有收敛、固涩的效果，人有出虚汗、长期腹泻等症状，都可以吃一些酸味食物调理，像乌梅就有收敛、止泻的作用。苦味的食物则能清热、降燥，食用后可缓解和治疗热性病症，如苦瓜可以治痈肿丹毒。甘味食物则能滋补、润燥，人身体虚弱、有虚症的时候可以吃甘味食物，如吃大枣可以调理脾胃虚弱症状，还能缓解疲倦乏力之症。辛味食物，如薄荷、生姜等，能发散、行气，可以用来发散外邪。咸味的食物则能润下、养血、软坚，像海蜇头这类咸味食物，就有缓解大便秘结、痞积胀满等症状的作用。

无论是四气还是五味，都是通过人食用食物后，观察食物在人体发挥的作用，反复验证和归纳总结才得出的结论。

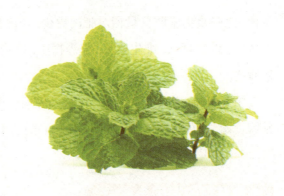

食物的补泻

食物的性能还有"补"和"泻"这两方面区分，也就是中医中常说的补虚和泻实。具有补性的食物，适量多吃有补气、滋阴、养血、生津、助阳等功效，比如大枣、桂圆都是补性食物；而泻性食物一般具有解表、清热、泻火、开窍、行气、利尿、活血化瘀、凉血等作用，比如苦瓜、芹菜、豆腐等，都属于泻性食物。生活中常见的食物中，补性食物是多于泻性食物的。

以形补形

以形补形，也可以称为以脏补脏。根据研究，哺乳动物身体内的各个脏器不但外形和人体内的脏器组织相似，同时也具有相似的生化特征、细胞结构和生理功能。因为这些共性，中医认为，食用动物脏器可以产生"同气相求"的效果，而营养学从科学角度给出的解释是，动物脏器和人体的脏器所含微量元素相近，无论是所含元素种类，还是含量和比例，都十分近似。所以，人食用动物脏器，以脏补脏，实际上是消化吸收动物脏器中的微量元素，化为己用，像动物的心、肝、脾、肠、肾等器官，都有较高的营养价值。这些食物脂肪含量相对肥肉更少，且含有较丰富的蛋白质、卵磷脂、维生素 A、维生素 E、锌等物质，这些都是滋补健体的优质食物。

由此可见，药补不如食补。与其等患病后再吃药，不如通过日常饮食调节，预防和缓解各种疾病，达到防患于未然的目的。

食物搭配的误区与真相

合理搭配食物是饮食营养的关键，关于食物搭配的科学，古今中外的医生和营养学家都有相似的看法。他们认为，每天的饮食搭配不但要满
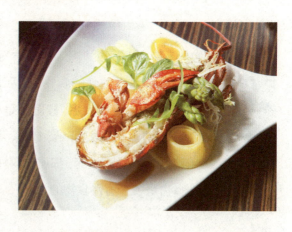
足人机体运转和活动所需要的能量，要含有各种人体必需的营养素，还要注意保持不同营养素之间的适当比例。只有饮食搭配合理，所吃的食物和摄入的营养素达到平衡，人体才能健康。

关于食物搭配的科学，早在 20 世纪 30 年代，研究营养健康方面的专家霍华德·海博士就制订了名为"食物组合方案"的饮食计划，里面阐释了健康膳食的原则，确定了食物之间搭配的规则，说明了哪些食物是可以一起食用的。总的来说，霍华德·海博士提出的食物搭配规则的核心就是：多吃碱性食物有益健康，精加工食物或精制食物要少吃，水果要单独吃，不要把高蛋白食物

和高碳水化合物的食物放在一起混合吃。

为什么会有这样的食物搭配原则和禁忌呢？这与不同食物在人体中的消化过程有关，也与食物本身的性质密切相关，让我们逐一来看。

多吃碱性食物有益健康

科学研究表明，人体血液的 pH 值在 7.4～7.5 属于健康状态，也就是说人体血液环境要偏碱性，饮食注意保持血液酸碱平衡，才能让身体更健康。人体分解和代谢食物的时候会产生酸，这些酸需要钙、镁、钠盐等物质来中和，才不会影响体内酸碱平衡。我们摄入的食物若含有大量氯、磷、氮，比如动物性食物，这些食物在人体内代谢会产生酸，那么这些食物就被称为酸性食物。而像蔬菜这类富含钙、镁、钠的食物，食用后在人体内的代谢产物为碱性，就被称为碱性食物。多吃碱性食物，能促进人体血液酸碱度平衡，自然更有益健康。

远离精加工食物

前面我们已经说过吃精制碳水化合物的坏处，越多的加工步骤（包括烹制步骤）越会破坏食物天然的营养成分。精制碳水化合物虽然可以快速补充能量，但是其中含有可快速降解的糖，身体难以适应这些快速降解的糖类，人体血糖会快速升高，体内各种激素也会忽然进入应激，这都不利于人体内部保持平衡状态。所以保持健康的第一要务，就是远离精加工食物，尤其是精加工的碳水化合物。

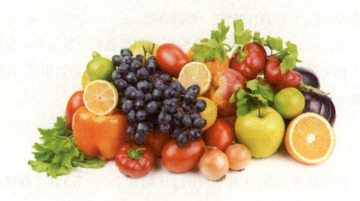

水果要单独吃

与蛋白质和复杂碳水化合物不同的是，水果只要简单消化就能快速为人体提供能量。而且一些质地较软的水果，不但成熟后会迅速发酵，而且在温暖的酸性环境中，也容易发酵，也就是说，吃下去的水果，在胃这样温暖的酸性环境中会很快发酵消化。研究表明，水果只能在胃里停留大约 30 分钟，而高蛋白质类食物，则需要在胃中消化 2～3 小时。由于消化速度的不同，水果单独吃，更有利于缓解胃的消化压力，促进人体更好地吸收水果中的营养。

饭前半小时、饭后两小时是适合吃水果的最佳时间，或者我们可以将水果当成小零食单独食用，也是比较健康的饮食方式。

高蛋白和高碳水化合物最好分开吃

很多食物都同时含有蛋白质和碳水化合物，以及其他一些营养素，那么将蛋白质和碳水化合物分开吃有什么意义呢？

这里我们强调的是高蛋白质食物和高碳水化合物食物最好分开食用。比如肉类含有近 50% 的蛋白质，但不含碳水化合物，属于高蛋白食物，而马铃薯含有 90% 的碳水化合物，只含 8% 的蛋白质，属于高碳水化合物食物。建议将高蛋白质食物和高碳水化合物食物分开食用，是因为两者消化途径不同。碳水化合物的消化始于口腔，从进入口腔开始，就能被唾液中的唾液淀粉酶水解，再进入胃部、小肠，最终被胰腺分泌的淀粉酶彻底水解；而蛋白质从胃才开始消化，要大约 3 小时后才能被胰腺分泌的肽酶彻底水解，成为可被人体吸收的氨基酸。就是因为这样的消化途径差异，我们要适当搭配、适量食用高蛋白质和高碳水化合食物，才能达到健康饮食的目的。

总的来看，想通过食物搭配吃出健康，做到合理膳食，保证食物品种丰富、搭配适宜，掌握各种食物的营养和消化吸收特点，十分重要。而完美膳食和饮食养生最重要的一点则是平衡，若能搭配出营养平衡的饮食方案，何愁吃不出健康的好身体呢？接下来我们就从膳食平衡方面，说说日常饮食的智慧。

第二章 完美的膳食来自平衡

膳食平衡的最佳方向

提到膳食平衡，人们在日常饮食中基本都知道"荤素搭配更健康"的观念，但荤素搭配就算是平衡了吗？膳食平衡所强调的平衡究竟是什么内容呢？

所谓膳食平衡，主要是指人日常饮食所摄入的营养素要种类齐全，保证数量，比例适当，保证饮食能满足人体日常活动的生理需要，能够保持健康且充满生机，这就是膳食平衡。而且，膳食平衡不仅强调摄入营养要全面合理，还关注膳食卫生安全，通过饮食的合理搭配和计划，保证食物供给人的营养素与人体所需的营养保持平衡，避免膳食结构不当导致的营养素摄入比例失调，这就是平衡膳食的目的。

在《中国居民膳食指南》中，1997-2022 年的几次版本更新，对人们健康饮食的指导，从主要强调食物种类的丰富，转为了重视食物结构的合理。

过去健康饮食建议人们主食要多吃谷类，多吃蔬菜、水果和薯类，经常吃奶类和豆制品，适量吃鱼、蛋、畜肉类，保证蛋白质的供应，且清淡少盐更健康。后来，随着社会上人们高血压问题日益明显，《中国居民膳食指南》中着重提醒每日食盐不要超过 5

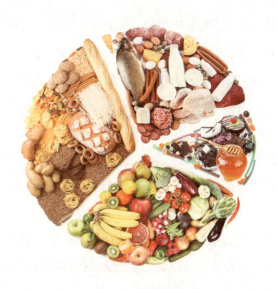

克，并建议增加运动量，保持饮食、运动平衡。由于人们生活中的工业化加工食品不断增加，随之对人体健康产生的不良反应日益明显，从 2016—2023 年，在不断更新的《中国居民膳食指南》中，营养学专家着重提醒人们重视食物结构，建议平衡膳食，每日膳食应该包括谷薯类、蔬菜水果类、畜禽鱼蛋奶类、大豆坚果类等食物，且每天要摄入 12 种以上的食物，每周摄入 25 种以上的食物，并对摄入各类食物的量进行了规定，如每日摄入全谷物和杂豆类 50～150 克、薯类 50～100 克等。

从《中国居民膳食指南》的不断变化中我们不难发现，其中强调的膳食平衡，逐渐向饮食种类多样化、饮食结构合理化发展。结合《中国居民膳食指南》，我们在日常饮食中的膳食平衡可以向以下所说的方向努力，通过合理饮食，平衡食物对人体内营养物质的供给。对膳食平衡的最佳方向和具体饮食操作，可以总结为以下几点：

1. 营养素比例合理：日常饮食中，人体所需三大营养素，即

营养疗众九

碳水化合物、蛋白质、脂肪的供应比例，应该维持在相对合理的范围内。建议每日饮食中碳水化合物，即糖类食物的摄入，可以占人体总能量的 60% ～ 70%，蛋白质摄入量占人体一天能量的 10% ～ 15%，脂肪的摄入则占 20% ～ 25%，这样的饮食摄入比例，更能帮助人体保持机体健康。

2. 碳水化合物的摄入，最好主要依靠谷类食物，应该减少食用糖和含糖量较高的食品，尤其对精加工的碳水化合物应该控制摄入。

3. 摄入的蛋白质食物最好为优质蛋白质，比如鸡肉、鱼肉等，保证每天摄入蛋白质的 1/3 以上为优质蛋白质。且应该保证必需氨基酸的供应量，不少于氨基酸供给总量的 20% ～ 30%。

4. 植物油脂是摄入脂肪较好的选择，且应注意保持脂肪中饱和脂肪酸、不饱和脂肪酸和多不饱和脂肪酸维持在 1:1:1 的比例范围会更好。

5. 每日膳食中，应保持能从食物中摄入足够的维生素和钙、磷，避免饮食中缺少维生素和矿物质。

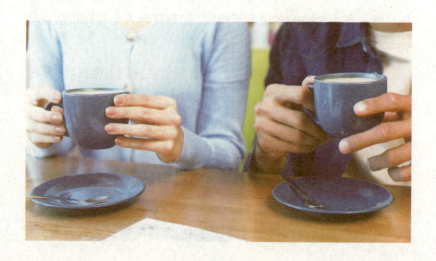

6. 膳食平衡不仅要注意平衡食物种类、结构，进食时间也是膳食平衡需要关注的方向。食物的摄入应保持均衡、不间断的原则，也就是我们常说的，不能暴饮暴食或者饥一顿饱一顿。根据中国人一日三餐的习惯，每日食物摄入也按一日三餐的方法供给更合适。可以按早餐占全天摄入食物总能量的 25% ～ 30%；午餐占全天摄入食物总能量的 40%；晚餐占全天摄入食物总能量的 30% ～ 35%，这种三餐食物量的分配比较合适。

膳食平衡的最佳方向，就是在日常饮食中保证进食种类、结构、时间都在适宜的范围内，让人体通过饮食达到由内而外的平衡，保持营养健康也就水到渠成。

维持膳食平衡的准则

临床上很多疾病都是因为偏食或饮食习惯不好导致的。因过度缺乏某种营养素或某种维生素摄入不足而引起的疾病比较常见，而营养素摄入过剩或过度补充维生素导致人体产生某些病变也并不少见。膳食平衡的目的，就是让人们能够从食物中摄取到足够的营养素，满足人体日常活动需求，并且保持营养平衡，在减少疾病的同时，达到保养身体、延年益寿的目的。

中国营养学会编写的《中国居民膳食指南》为我们提供了科学的膳食准则，在最新版提出的 8 条准则中，清楚说明了日常膳食应遵循的健康饮食原则，其中 5 条都与"吃"相关，为人们日常膳食平衡作出了指导。

准则一：食物多样，合理搭配。要坚持以谷类为主的平衡膳食模式，每天的膳食应包括谷薯类、蔬菜水果、畜禽鱼蛋奶和豆类食物，注意饮食种类多样性和各种食物之间的平衡摄入，以每天摄入 12 种以上食物，每周 25 种以上食物为宜，且每天摄入谷类食物 200 ～ 300 克，其中包括全谷物和杂豆类 50 ～ 150 克，薯类 50 ～ 100 克。

准则二：多吃蔬果、奶类、全谷物、大豆。保证每天摄入新鲜蔬菜不少于 300 克，且深色蔬菜应占 1/2。保证每天摄入新鲜水果 200 ～ 350 克，果汁不能代替鲜果。食用各种奶制品，摄入量相当于每天 300 毫升以上液态奶。经常吃全谷物及大豆制品，适量吃坚果。

准则三：适量吃鱼、蛋、禽畜肉。平均每天可摄入 120 ～ 200 克这类食物，每周可以吃鱼 300 ～ 500 克，蛋类 300 ～ 350 克，禽畜肉 300 ～ 500 克。少吃深加工肉制品，优先选择鱼，少吃肥肉、烟熏和腌制肉制品。鸡蛋营养丰富，吃鸡蛋不弃蛋黄。

准则四：少盐少油，控糖限酒。培养饮食清淡的习惯，成年人每天摄入盐不超过 5 克，烹调油 25 ～ 30 克；每天摄入糖不超过 50 克，最好控制在 25 克以下；不喝或少喝含糖饮料，儿童、青少年、孕妇、乳母以及慢性病患者不应饮酒。成年人如饮酒，一天饮用的酒精量不超过 15g。

准则五：规律进餐，足量饮水。一日三餐定时定量，饮食适度；少量多次，足量饮水，一般在温和气候下，低身体活动状况下，成年男性每天需要饮水 1 700 毫升，成年女性每天需要饮水 1 500 毫升。

从以上所提出的膳食准则中，我们不难看出，所有准则都在要求人们更全面地饮食，更合理地利用饮食摄入各种蛋白质、碳水化合物、维生素等。其实，想实现膳食平衡，我们只要分四步

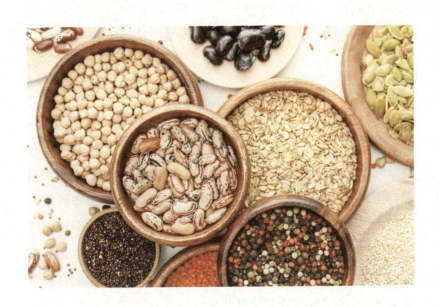

走，在四个方面建立起膳食营养和人的机体生理功能需求之间的平衡，坚持做到这"四个平衡"，就能保证人体各种营养素摄入平衡，实现健康目标。

多种食物搭配平衡

人体功能运转所需的各种营养素，都需要食物供给，而没有一种食物能包含人体所需的所有营养素，所以膳食平衡的第一步，就要保证每日饮食中食物的多样化。只有合理搭配各种食物，才能摄入更多样化的营养。例如，北方人习惯吃一种"杂合面"，其中含有大豆、玉米、小米，这三种粮食组合在一起吃，会比分开吃更有营养价值，因为它可以发挥蛋白质的互补作用。像"杂合面"这种主食，如果和鱼肉等高蛋白质类食物搭配，则能更好地提高蛋白质的摄入，不但能提升蛋白质的营养价值，还能适当摄入脂肪。再摄入蔬菜和水果，就能保证人体所需的矿物质和维生素。像这样让多种食物合理搭配，就能实现饮食互补，使人体获得的营养更为全面。

营养素构成平衡

人体摄入的不同营养素在体内代谢过程中会相互转变，既能彼此促进，又能互相制约。如碳水化合物具有节约蛋白质的功能，如果我们食用足够的脂肪和碳水化合物，有这些物质为人体提供足够热能，就可以减少蛋白质的分解供热，人体就能更好地利用蛋白质，所以膳食平衡追求的其实是营养素的平衡。我们日常吃的食物中所含的营养素，以蛋白质、脂肪、碳水化合物含量最多，且这三种营养素又有紧密的代谢关系，为人体活动提供能量，可称之为能量营养素。所以，这三大营养素的摄入，保持在碳水化合物占 60% ～ 70%，脂肪占 20% ～ 25%，蛋白质占 10% ～ 15% 比较合适。

营养素摄入量平衡

营养素的摄入不但要种类上足够，还要注意摄入量之间的平衡。一般人体对营养素的需求量，指的是要维持人身体和大脑正常生理功能所必需的最低量。而我们每天吃的食物需要经过消化过程，所以摄入的营养会有损耗，不能完全被吸收，在考虑营养素摄入量时，应该考虑到损耗这点。

前面我们提到过人体每天需求的几大营养素的量，也给出过相应的计算方法。在平衡营养素摄入量时，我们可以先基本确定日常饮食种类，保证种类丰富，再计算所选全部食物所含营养素，并与所需要摄入的标准对比，通过调整每日食谱，将营养素摄入量控制在 10% 左右的误差范围，这样就能获得一份营养素摄入量基本平衡的饮食计划。

微量元素和维生素摄入的平衡

微量元素和维生素的摄入是人们常常会忽视的问题，但在膳食平衡中，这些需要量不多的营养素却能发挥极大作用。比如，人体缺锰会影响生长发育，而磷摄入过多又会影响锰的吸收。所以，摄入含有这些微量元素的食物时，应注意搭配。像牛奶、肉、蛋中含有丰富的磷，而坚果、麦麸、绿茶等食物又含有丰富的锰，在食用时要注意比例平衡。

总而言之，想维持膳食平衡，做好以上四步，就基本能得到一个较为全面合理的饮食方案了。但是因为每个人身体情况不同，我们在多样化选择食物、广泛摄取的同时，也要根据自身情况进行合理搭配，制定更适合自己的膳食平衡食谱。

平衡膳食饮食公式

随着人们生活水平的逐渐提高，大家都越来越关注饮食健康，不但减肥、健身人士希望"吃对"食物，达到事半功倍的效果，一般人也希望能通过膳食平衡，获得健康的身体和充沛的精力。很多人跟着网络上各种食谱，如"生酮减肥法""戒碳水化合物健身法"等方法，来获得健康的饮食和美好的身形，但这些饮食方式难以长期坚持，又会让日常吃饭变成一件痛苦的事，所以，往往半途而废。其实，健康和美味并不冲突，只要我们掌握平衡膳食的科学方法，在保证营养均衡的前提下，将饮食量控制在合理范围内，

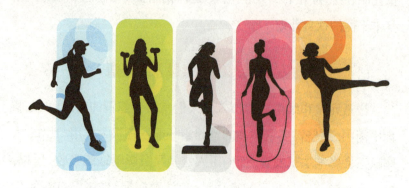

按照自己的喜好去吃，也能吃出健康好身体。

膳食平衡并不复杂，虽然我们前面描述了许多关于营养素、食物搭配平衡的知识，但日常饮食中并不需要精确进食，或每餐具体计算摄入各种营养素的量，这样会给我们日常饮食带来很多不必要的麻烦。下面的五步配餐法，算是一个简易的平衡膳食公式，按照这个配餐公式制定每顿食谱，很轻松就能搞定膳食平衡问题。

掌握平衡膳食的五步配餐法的公式其实很简单，即：

平衡膳食 =1 份蛋白质 + 至少 2 份蔬菜 +1 份碳水化合物 +1 份油脂（脂肪）+ 适量低盐少油的调味料。

了解了这个简易五步配餐法，我们可以任意选择自己喜欢的具体食材，只要保证食物种类及摄入量符合这个搭配即可。下面我们来对这一配餐法中各项食物的选择进行详细解读。

1 份蛋白质

这里的"1 份蛋白质"，我们可以选择 80 ～ 100 克熟牛肉、羊肉或者鸡肉，也可以是 100 克豆腐，或者 1 小罐三文鱼，或 2 个熟鸡蛋，或其他种类含有优质蛋白质的相似食物。以上这些食物都能为人体提供足够的蛋白质，支撑人体功能的运转，为人的生理活动提供能量。

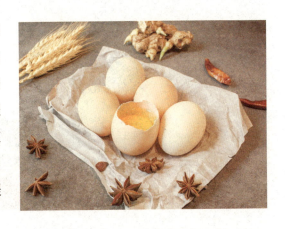

比如鸡蛋，其营养价值丰富，每 100 克鸡蛋中就含有约 13.3 克蛋白质、8.8 克脂肪，还含有丰富的维生素 A、维生素 E、钙、磷、钾等物质。婴幼儿常吃鸡蛋能促进其身体和智力的发育。而且鸡蛋中含有丰富的卵磷脂，这些卵磷脂在消化后可释放胆碱，胆碱随着血液进入大脑，能帮助人增强记忆力。

需要注意的是，虽然每餐都要保证吃含有优质蛋白质的食物，但是像上面这些高蛋白质食物，它们为人体提供的其他矿物质、维生素、微量元素却是有差异的。就像鸡蛋的营养价值虽然很高，但多吃会对肝肾造成负担，每天吃两个以内为宜。所以我们在进行膳食搭配时，每餐摄入蛋白质尽量不要选择相同的食物，最好一日三餐摄入不同类型的蛋白质，这样在补充蛋白质的同时，也能保证人体摄入的其他营养素更均衡。

至少 2 份蔬菜

新鲜蔬菜容易增加饱腹感，且在补充维生素、抗氧化、降低慢性病风险等方面，都具有一定功效。这里说的"至少 2 份蔬菜"，可以是 2 份绿叶蔬菜，如菠菜、苦苣等，或者 1 碗西蓝花、豆角、白

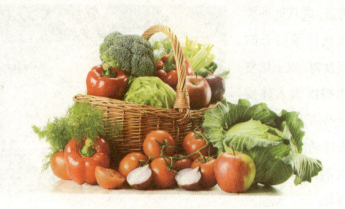

菜、包菜等，或 1 个番茄。每顿吃至少 2 份的蔬菜，能为人体提供必需的维生素和矿物质。虽然水果在膳食平衡方面与蔬菜有相似的功效，但相比蔬菜，水果含糖量更高，所以蔬菜相对更适合需要保持健康体重和收获轻盈体态的人群。

其实，饮食中摄入足量的清淡蔬菜能保障人体健康，主要是因为蔬菜的以下几点作用：第一，蔬菜中含有丰富的维生素和矿物质，如维生素 C、胡萝卜素、钙、铁等；第二，蔬菜中的粗纤维能促进肠道蠕动，帮助人体排除废物，预防便秘并减少肠道过多吸收食物中的胆固醇；第三，蔬菜能维持人体酸碱平衡，像鱼肉、豆类都属于酸性食物，而蔬果属于碱性食物，搭配食用可营造人体内体液酸碱平衡环境，让细胞生理功能更正常；第四，蔬菜中的促消化酶能帮助肠道减轻消化负担。这些都是蔬菜在膳食平衡中发挥的作用，甚至有些蔬菜对人体生理状态还有特殊的调节作用，比如洋葱能降低血液中胆固醇浓度，苦瓜可以降血糖等。所以，足量新鲜蔬菜的加入，既可以平衡膳食，也可以调节人体健康状态。

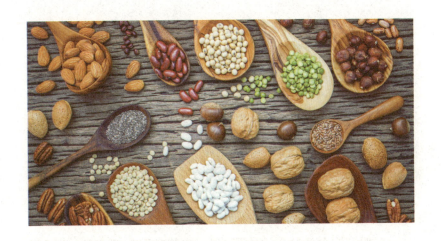

1份碳水化合物

碳水化合物，能为人体日常生理活动提供大量的热和能量，碳水化合物中同样含有各种必需矿物质和维生素。这里说的"1份碳水化合物"，可以是1片全麦面包、1张全麦卷饼、1个中等大小的马铃薯或者红薯、半小碗糙米或豆类等。

这里要特别说一说豆类食物，这类食物不但含有丰富的碳水化合物，其蛋白质含量也较高，一般豆类蛋白质含量在20%～50%，且豆类中含有的人体所需的必需氨基酸的种类和量都比较多。像赤豆、豌豆、红豆等，都可加入日常主食中，保证膳食平衡的同时，还能帮助人体摄入更多氨基酸。

1份油脂

油脂虽然含有较高能量，容易使人发胖，但它是人体不可或缺的营养素，适当吃点油脂有益健康。我们在日常生活中食用油脂时，可以多选择植物来源的油脂，像橄榄油、芝麻油之类。平衡膳食中所说的"1份油脂"是指我们可以选择两勺橄榄油或者植物油、1/4 个牛油果、1 汤勺花生酱或芝麻酱、5～6 个坚果等。这些在炒菜中加入或直接食用都可以，它们都能为我们提供日常所需的足够量的油脂。

适量低盐少油的调味料

膳食平衡与美味并不冲突，美味又营养的食谱不必牺牲味觉，我们可以选择一些健康的调味料，不但能让食物的味道有所提升，也能保证身体健康。

在保证饮食低盐少油的基础上，香草、胡椒、辣椒粉、香辛料等调味料都是平衡膳食的好配料。我们只需要注意控制高盐、高糖、高脂肪的调味料，少吃蛋黄酱、番茄酱、豆瓣酱等"重口味"的调料，就能轻松实现膳食平衡。

除了五步配餐法平衡膳食公式，膳食平衡的学问还有很多小细节。比如每天一瓶奶，保证日常饮奶量在 200～400 毫升，不超过 500 毫升；每周餐桌上有不同种类的海鱼，帮助补充胶原蛋白、维生素和矿物质；饮食中加入菌类食品，在补充植物蛋白质和大量维生素的同时，还能预防疾病。这些都是平衡膳食的重要方法，我们在日常饮食搭配中，可以逐步摸索，将更丰富的食物类型完善进自己的食谱中。

"中国胃"的膳食平衡宝塔

人类生命的活力来源于食物中至少 50 种营养素之间的相互作用和精密平衡，这些营养素的能量来源于蛋白质、碳水化合物、脂类、维生素和矿物质、水、膳食纤维这七类必需营养素。缺少其中任何一种营养素，人体都难以获得生命活力，不能拥有足够的能量维持机体运转，或者会出现某些疾病。

幸运的是，我们可以通过平衡膳食来调节身体均衡地摄入营养素，让这些营养素满足人体健康活力需求。

中国人对于饮食的关注由来已久，且近年来已经逐渐从关注饮食美味转向关注饮食健康。膳食平衡的概念在《中国居民膳食指南》中一直占据重要位置。在新版的《中国居民膳食指南》中，采用"中国居民平衡膳食宝塔"的表述方法解释了平衡膳食的主旨思想和日常饮食中食物组成结构的合理搭配。这一平衡膳食宝塔将人们日常生活的饮食，以水为基础，再分为五层，并给出每人每天的摄入量建议。具体内容如下。

第一层：谷类 200 ～ 300 克，其中全谷物和杂豆类 50 ～ 150 克；每天摄入薯类 50 ～ 100 克。

第二层：蔬菜类 300 ～ 500 克；水果类 200 ～ 350 克。

第三层：鱼禽肉蛋等动物性食物 120 ～ 200 克（每周至少 2 次水产品，每天 1 个鸡蛋）。

第四层：奶及奶制品 300 ～ 500 克；大豆及坚果类 25 ～ 35 克。

第五层：盐不超过 5 克；烹调油 25 ～ 30 克。

平衡膳食宝塔除了对这五大类食物的每日摄入量进行要求之外，还强调足量饮水和增加身体活动的重要性，如建议低身体活动水平的成年

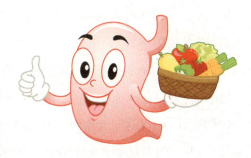

人每天摄入水的量要达到 1500 ～ 1700 毫升；建议成年人每天进行至少相当于快步走 6000 步的身体活动，每周最好进行 150 分钟中等强度的运动，如骑车、跑步、庭院或农田的劳动等。

基于"中国居民平衡膳食宝塔"，我们可以总结出健康平衡膳食每天应该吃的五个种类的食物，以及这些食物在每餐中所占的比例。除了根据平衡膳食公式（平衡膳食 =1 份蛋白质 + 至少 2 份蔬菜 +1 份碳水化合物 +1 份油脂 + 适量低盐少油的调味料）这五步法进行日常配餐外，要想达到膳食均衡的目的，我们也可以依照膳食平衡宝塔五层内容，结合日常饮食偏好，搭配出更适合自己胃口的平衡膳食。

那么，让我们看看，结合"中国居民平衡膳食宝塔"的五层膳食理念，热爱美食的"中国胃"，如何在保证日常食物美味的同时，实现膳食平衡。

谷类食物占据底层

在平衡膳食宝塔中，除最基本的足量饮水之外，第一层（最底层）是谷薯类食物，这类食物主要为人体提供碳水化合物，以及膳食纤维和许多微量元素，是合理膳食必不可少的主食品种。成年人一天需要摄入的能量大约在 1600 ～ 2400 千卡（国际标准能量单位为焦耳，为了便于阅读和理解，本书使用卡和千卡为能量单位），根据这一能量需要，我们可以按照平衡膳食宝塔，每天摄入谷类 200 ～ 300 克，其中包含全谷物和杂豆 50 ～ 150 克，或薯类 50 ～ 100 克，大约相当于 15 ～ 35 克大米的能量。

谷薯类和杂豆类食物主要为人体提供碳水化合物，日常饮食我们可以选择米饭、馒头、面条、面包、麦片等食物作为主食,轮换食用。这些食物的原料主要是小麦、玉米、水稻、高粱等,这些全谷物不但保留了天然谷物的成分,还能为人体提供膳食纤维。另外,由于杂豆类含有更多种类的营养素,用谷类、杂豆混合做成粥食用,能为人体提供更均衡的营养素,对健康有益。

适当多吃蔬菜水果

平衡膳食宝塔的第二层是蔬菜水果类。《中国居民膳食指南》中鼓励人们适当多摄入蔬菜水果,仍以一般成年人日消耗 1600 ～ 2400 千卡能量为例,建议每日摄入蔬菜至少 300 克、水果 200 ～ 350 克。蔬菜水果能为人体提供丰富的膳食纤维和微量元素,在预防慢性病和防治癌症方面都有一定作用,但不同种类的蔬菜水果所提供的营养素有所差别,一般深色蔬菜、水果所含营养素更丰富,像红、黄、绿色等颜色较深的蔬菜水果,会含有更多维生素、膳食纤维和植物化学物质,每天摄入深色果蔬的量应占蔬菜水果摄入量的 1/2 以上。需要注意的是,在烹饪绿色蔬菜时,不要加热太长时间,烹饪时间过长或烹饪过程过于复杂,会让蔬菜中的营养物质流失,不利于饮食健康。

蔬菜和水果有很多共同之处,但彼此不能完全代替,不能只吃水果不吃蔬菜。食用水果需要注意一点,尽量吃新鲜水果,果汁、果干制品相对新鲜水果,健康程度有所降低。但当新鲜水果不足时,也可以筛选一些含糖量低的果汁、果干作为补充。

动物性食物——鱼、禽、蛋、瘦肉

位于平衡膳食宝塔第三层的是动物性食物，也就是鱼、禽、蛋、瘦肉这类。这类食物主要提供动物性蛋白质和人体所需的脂类、矿物质、维生素等营养素。建议成年人每天可以食用鱼、禽、瘦肉、蛋这类食物共 120 ～ 200 克。

食用动物性食物时也要注意摄入尽量多的品种，不要只吃一类。不同动物性食物在提供蛋白质之外有其自身特点，比如蛋类虽然含胆固醇相对高，但同时含有卵磷脂、叶黄素、锌、B 族维生素等，有较高的营养价值，我们可以每天吃 50 克左右（至少 1 个鸡蛋），作为蛋白质和微量元素的补充。而瘦肉类，则需少吃加工类肉制品，像香肠、熏酱熟食等过度加工食品，都不是很好的选择。中国人常吃的猪肉含有较高的脂肪，需要控制摄入量，应尽量选择瘦肉或禽肉食用，每天摄入大约 40 ～ 75 克比较适宜。而鱼虾类有低脂高蛋白的优点，更有益于健康，有条件可以优先选择，可以略多吃一些，推荐每天摄入量为 40 ～ 75 克。

奶类、豆类和坚果——优质蛋白、丰富的钙

奶类、豆类和坚果位于平衡膳食宝塔的第四层，它们是蛋白质和钙的良好来源，在平衡膳食的饮食结构中都有不可代替的作用。奶类是我们补钙的首选食物，含有丰富的钙质，很难被其他食物替代。在 1600 ～ 2400 千卡能量需要量水平下，奶类以及奶制品每天应摄入至少 300 克。

豆类制品包括黄豆、青豆、黑豆等豆类原型，或大豆腐、豆浆等豆类加工食品，这些豆类食品能做成丰富的菜肴，同时为人提

供必需营养素。而部
分坚果的营养价值
与大豆相似，含有人
体必需脂肪酸和必
需氨基酸，既可入
菜，又可作为零食。
每周摄入 70 克坚果

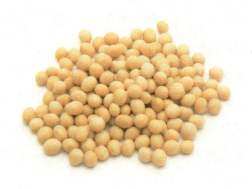

比较适宜。需要注意的是，大豆和坚果每日摄入量共 25 ～ 35 克
即可，不必过多食用。

烹调油和食用盐

　　平衡膳食宝塔的第五层是烹调油和盐。中餐烹饪过程中基本
都会用到食用油和盐，且如今人们越来越喜欢重口味食物，日常
摄入烹调油和食用盐的量逐渐超标，对健康十分不利。

　　从膳食平衡角度看，建议大家在烹调食物的过程中，尽量少
用油和盐。油类在人体中会转化为脂肪，而我们日常饮食的其他
部分，如肉类等动物蛋白质、坚果等食物都能为人体提供脂肪，所
以在其他食物摄入量基本可以满足平衡膳食宝塔推荐量的前提
下，可以限量摄入烹调油，每天不超过 25 克，且应经常更换种类，
花生油、葵花籽油、玉米油、菜籽油、黄油、猪油等都可以用于烹
饪。经常更换食用油能保证人体各种脂肪酸的合理摄入。

　　高盐饮食习惯容易引起高血压等疾病，许多中餐中，盐的使
用量都普遍偏高，而且不仅食盐为膳食提供盐，酱油、蚝油、大酱
等调味料都含有较多盐，减盐饮食，对平衡膳食、预防和减少各种
疾病、保持身体健康都十分重要。

当然，无论是五步配餐法，还是五层膳食平衡宝塔，都不是一成不变的，需要我们在具体饮食时，根据自身情况、季节变化、身体状况等做出适当调整。比如轻微体力劳动者在食用第一至第三层食物时，可以选取中间值；重体力劳动者则需要吃更多主食，也就是谷薯类。想减重的人，就要让每天摄入能量小于消耗能量。具体情况具体分析，才能灵活饮食，让膳食平衡为身体健康提供更大助力。

膳食多样性中的平衡

膳食平衡的核心是营养均衡，而不是对饮食种类的具体要求和规定。饮食的美好在于内容丰富多彩和舌尖味蕾上的享受，即使我们每天都坚持对膳食平衡宝塔上列出的食物按量食用，天长日久也难免吃腻。当日常饮食变成一种任务和压力，我们连食物的美好都感受不到，又何谈健康呢？所以，膳食平衡绝不是固定食谱，营养学中强调的膳食多样性和平衡，目的是通过吃尽可能多种类的食物、吃恰当比例和恰当量的食物，保证我们通过饮食能摄取足够丰富的营养素。膳食宝塔不是不可更改，它更多给到我们的是一种平衡膳食的理念和方法。日常平衡膳食，只要我们能注意调节主食与辅食、食物的杂与精、食物酸碱性等方面的平衡，很多食物都可以互换。只要保证营养素摄入均衡、足量，你的食谱可以很丰富。

主食与副食平衡

中医中用"精、气、神"评价人身体的健康程度，精和气（繁体字为"氣")这两个字中都有"米"字，这就是先人造字时，在生活实践中总结出的真谛。五谷杂粮是我们不可缺少的主食，食用的五谷杂粮足够，人才能精神焕发、神清气爽，保持健康的身体。可见主食为人们的日常活动提供重要能量，让人能保持"活力"。

副食则主要指饮食中的"菜"，包括鱼、禽、肉、蛋等动物性蛋白质食物，以及含有丰富维生素和微量元素的蔬菜及豆制品等食物。这些副食能够帮助人体组织进行修补，能调节生理功能，对人体新陈代谢有重要作用。

膳食多样性的平衡，首先就要做好主食和副食的平衡。有些人认为，多吃饭补充能量，有些人认为多吃菜更有营养还不易胖，这都是饮食"偏见"。像一般成年男子，每天吃500克主食、100克动物性食品、500克蔬菜、50克豆制品、20克食用油，就是相对合理的主副食搭配。而想做到主食与副食搭配更平衡，除了两者量的控制，选好主副食种类，能让我们在平衡膳食的同时，吃到更丰富、美味的食物。

杂与精、酸与碱的平衡

在主食与副食平衡的同时，我们还有很多饮食搭配方式，不但能保证膳食平衡，还能通过不同种类主食和不同种类副食的食材搭配，设计出更多样性的每日食谱。如杂与精的平衡，就是指在日常饮食中，应该同时摄入粗粮和细粮，以及多种不同的食物，以保持营养的平衡和身体的健康。

在主食的选择上，中国人很早就有"粗细搭配"的习惯。中国幅员辽阔，南北饮食差异较大，南方人喜欢吃米，北方人喜欢吃

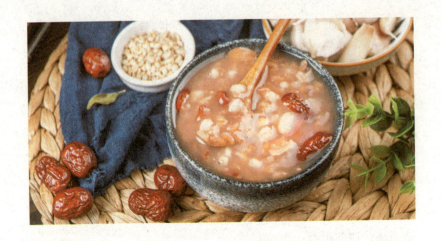

面。南方人会做各种绿豆米饭、赤豆米饭、八宝粥、二米粥等，北方人也会做杂合面窝窝头、二面发糕、小米面糕等食物。这些粗粮和细粮搭配的吃法，不但能让粗粮和细粮相结合，发挥更好的营养价值，也能增加人们日常主食的风味，让主食更美味可口，并且让平衡膳食更富有变化，使我们通过主食获得的蛋白质、钙、磷、B族维生素和各种氨基酸的种类和比例也更为合理。此外，在粗细搭配的基础上，我们还可以进行干稀搭配，比如花卷、馒头和小米粥、绿豆粥、八宝粥等粥类搭配食用，这样不仅能减轻胃肠消化和吸收的压力，在一顿饭中摄入更丰富的主食类型，也能让主食的搭配更灵活多变。

除了杂与精的平衡，酸碱平衡也是膳食多样性平衡的重要内容。据研究，健康人体内环境的酸碱度，即 pH 值在 7.35 ～ 7.45 之间。前面我们讲过，人体体液酸碱度的平衡对身体健康有很大影响。如副食搭配时，注意荤素搭配就能很好地平衡血液酸碱度。将酸性的动物性食物和碱性的植物性食物进行搭配，或者将主食中米、面等酸性食物和蔬菜水果等碱性食物进行搭配，都能保持血液酸碱平衡。

　　常见食物中，肉类、贝类、鸡蛋、鱼类、乳酪、紫菜、啤酒、白糖、巧克力、花生、奶油、油炸食品、饼干、核桃、白菜、茄子、葱白等都属酸性食物；黄瓜、柑橘、南瓜、胡萝卜、萝卜、海带、马铃薯、菠菜、番茄、圆白菜、梨、香蕉、菠萝、桃、苹果、樱桃、葡萄干、无花果、黑芝麻、茶、豆类、牛奶等属于碱性食物。把这些酸碱食物灵活搭配，不但能做出丰富美味的菜肴，还有助于养成健康人体碱性体液环境。

生熟食物搭配平衡

　　除了粗细、荤素的搭配，中餐中生食和熟食的搭配种类也花样繁多，尤其对蔬菜类而言，烹调方式决定其营养价值。在膳食多样性方面，我们也可以注意生熟搭配的平衡，如一部分菜肴可以采用凉拌等方式，以最大程度保证食物的营养价值。

　　蔬菜中含有丰富的维生素 C 和 B 族维生素，但这些维生素遇热都容易被破坏，做成熟食之后，营养价值不如生食高。所以，蔬菜我们可以尽量生吃，比如麻酱拌杂菜、肉丝拌黄瓜等菜肴，不但

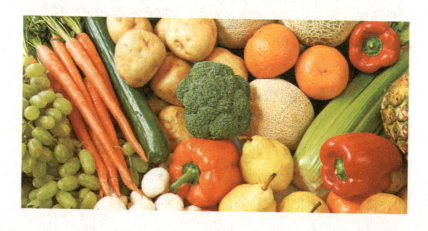

能保证蔬菜中的营养，其与肉丝等动物蛋白搭配，也能让饮食种类丰富，使荤素搭配的变化更多。

总之，平衡膳食和膳食多样性都是非常灵活的，我们日常可以用所含营养素类型相似的食物互相替换，选择不同的食物的品种、形态、颜色、口味、烹调方式，保证各种营养素的均衡摄入，吃得美味，更能身体健康。

适时、适量的饮食平衡

人体所需营养都是从食物中获得的，合理安排饮食，将全天需要摄取的食物按照科学的时间间隔和内容、数量配比安排进每一餐中，对保持健康尤为重要。

中国人饮食习惯讲究一日三餐，民间也一直有"早饭要吃好，午饭要吃饱，晚饭要吃少"的说法。那么，早、中、晚三餐究竟如何配比才更健康，我们在这一日三餐中分别选择吃哪些食物才更符合平衡膳食和健康养生的原则呢？其实，膳食平衡并不仅关注的是饮食结构和饮食种类的平衡，就餐时间和就餐的饥与饱，也是平衡膳食的重要内容之一。只有考虑到人体消化器官的活动规律，结合人体生物节律的特点，保持适时、适量的饮食平衡，才能激发各种食物在人体中的营养效能。

关于一日三餐量的配比，中国营养学会给出如下建议：人体全天总热量的摄入，早餐应占 25% ～ 30%，午餐应占 30% ～ 40%，晚餐应占 30% ～ 40%。而且每次进餐的时间应该有一定间隔，这一时间间隔的考量，主要根据人体胃功能的恢复和食物在胃中消化排空所需的时间来确定。因为一般混合饮食

可在人的胃中停留
4～5小时,所以建
议人们一日三餐饮
食间隔最好保持每
两餐之间间隔5～6
小时为宜。这样的进
餐间隔时间,既能保
证人不会有太强的

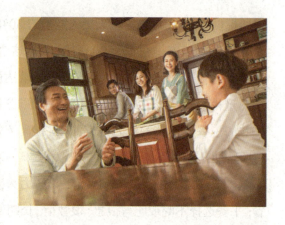

饥饿感,又不会影响人正常的脑力劳动和身体功能运转。进餐间
隔时间过长会导致人体饥饿困乏,身体难以正常支撑脑力及体力
劳动,而进餐间隔时间过短,又会给消化器官增加负担,人的消化
能力和食欲都会受到负面影响。

既然一日三餐的进餐时间和饮食内容配比如此重要,我们早、
中、晚三餐又该什么时间吃、吃些什么来保证足够的营养摄入呢?

早餐必不可少

根据人们日常工作学习情况,每日早餐在 7:00—8:00 比较
好,而为了保证一天的膳食平衡和身体能量供应,科学的早餐搭
配应该包括谷类、肉蛋类、奶类、蔬菜水果类,让饮食结构更符合
平衡膳食宝塔,且应该做到粗细搭配、干稀搭配、软硬搭配,才能
促进营养均衡吸收。这样,既保证营养摄入,又提高营养成分的消
化和利用,为上午复杂的工作和学习提供足够能量。

午餐承上启下

午餐在一日三餐中起着承上启下的作用,一顿科学配比的午

餐所提供的能量，应该占全天摄入能量的 30% ～ 40% 比较合理。一般午餐可以安排在 12：00—13：00，这个时间段能保证早餐和午餐的合理间隔，又恰逢人体所剩能量达最低点，我们可以选择热量稍高的食物，如牛肉、鸡肉、鱼虾、谷薯类等。足够热量和美味的午餐能使人的精力更充沛，对提高下午工作、学习效率都有所帮助。

需要注意的是，由于现代人工作压力大，很多人常常忽略午餐，午餐选择不吃或吃得很急、很敷衍，长期如此会影响肠胃消化功能，更容易导致胆固醇增高、早衰等症状，且患消化系统疾病、心肌梗死等疾病的风险会更高。

晚餐健康清减

如今，很多年轻人由于白天工作很忙，没有时间好好吃饭，会选择早餐和午餐随便吃点，然后晚餐时吃点儿好的来犒劳自己。其实，像这样晚餐吃得过于丰盛和过饱，都是不健康的。人在吃得太饱时，会促使体内大量分泌胰岛素，大大增加胰岛 β 细胞的负担，会导致胰腺功能衰竭并诱发糖尿病，且晚餐饮食过量，也会导致营养过剩，使它过于疲惫，让胰岛素的分泌功能发生障碍，进而引发脂肪堆积、高脂血症等疾病。所以，平衡膳食中，建

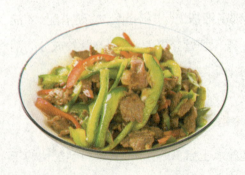

议晚餐以清淡食物为主，避免吃过多油炸、红烧等重口味食物，像青椒炒牛肉、花生拌菠菜等这类荤素搭配、冷热均衡的食物，都是不

错的选择。晚餐时间最好控制在 17：00—19：00。这样在接下来几个小时的晚上活动中也能获得足够能量，而在睡前，这些吃下去的食物也能充分消化，不会给肠胃在睡眠中造成负担。

另外，除了以上所说的，一日三餐进餐时间和进餐种类的选择搭配，平衡膳食中还有一条重要法则，即维持饥饱的平衡——每餐只吃八分饱。

饮食健康和膳食养生，都需掌握"饥不可太饥，饱不可太饱"的规律。早在唐代《千金要方》中就说过"饮食以时，饥饱得中"，明代的《修真秘要》一书中也有"食欲少而不欲顿，常如饥中饱、饱中饥"的言论，强调的都是进食要懂得适可而止，保持饥饱平衡，才是健康养生之道。日常我们在平衡膳食时也需掌握适时、适量的饮食原则，才能借饮食激发体内潜能，吃出活力，延年益寿。

细嚼慢咽促健康

人类的生理结构更适合细嚼慢咽。在遥远的历史中，人类的祖先还没建立固定进餐习惯的时候，他们只在饥饿时吃东西，或者在需要获得情感补偿的时候吃东西，即情绪性进食。而研究表明，像祖先那样零零碎碎地进食，有助于保持体内血糖水平平稳，也能让人的精力更集中，更容易获得愉悦、平稳的心情。

然而，随着如今人们生活节奏的不断加快，细嚼慢咽吃饭正逐渐变成一种"奢侈"。很多人为了赶时间，习惯快速地进食，还有些人习惯一边进食一边工作、回电话，甚至是站着三五分钟就吃完一顿饭。这些不良饮食习惯导致现在很多人都出现肠胃问题，

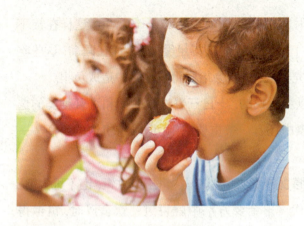

胃胀气、肠鸣、肥胖等症状比比皆是。

"食宜细缓，不可粗速"，如果不能养成细嚼慢咽的健康饮食习惯，即使保持饮食结构平衡，也很难真正吃出平衡健康好身体。关注进食速度快与慢的平衡，每餐细嚼慢咽给食物充分消化吸收的空间，才能让每日膳食摄入的营养最大程度被人体利用。

那么，为什么细嚼慢咽更容易吃出平衡健康呢？了解下面这五点原因，你会对进餐细嚼慢咽的重要性有更深层的认识。

细嚼慢咽有利于口腔健康

进食过程中，我们咀嚼食物能充分调动口腔生理功能，给口腔柔和的良性刺激。在不断咀嚼食物的过程中，人的颌骨、牙龈、牙齿表面都会受到来自食物的刺激。这种刺激能促进颌骨生长发育，宽度增加，更宽的颌骨能给人类牙齿提供足够生长空间，避免牙齿畸形；口腔软组织在咀嚼食物过程中摩擦，能加速血液循环，提高牙龈的抗病能力；反复咀嚼食物也能刺激唾液分泌，唾液能帮助牙齿自洁，可以更好地预防牙齿相关疾病。

细嚼慢咽有利于食物充分消化

饮食的目的是获取营养，为人体提供能量，而只有食物充分消化才能更好地被人体吸收利用。细嚼慢咽能让食物在口腔中与唾液充分混合，而唾液中的唾液淀粉酶能将淀粉水解成麦芽糖，让部分食物在口腔咀嚼这个环节就开始被消化，咀嚼得越仔细，唾液淀粉酶越能发挥作用，后续食物进入胃肠，也就能更快地消化和充分吸收，所以细嚼慢咽吃出好身体是有科学道理的。

细嚼慢咽利于保持大脑灵活

细嚼慢咽对保持人的头脑灵活也大有裨益，这主要是因为吞咽是一种较为复杂的神经系统反馈过程，咀嚼食物的过程让大脑信息传递更为活跃，对大脑是一种锻炼，而这一结论的科学性，在小鼠实验中已被证明。科学研究表明，经常咀嚼的小鼠会比不咀嚼食物的小鼠反应速度更快。所以，细嚼慢咽不但能减轻消化系统的负担，也能锻炼大脑，对预防阿尔茨海默病也有帮助。

细嚼慢咽有利于解毒防癌

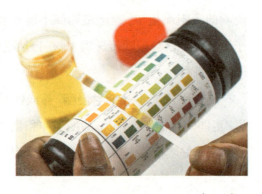

看到这点可能有些人会产生疑问，食物的毒性和引发癌症不是跟摄入食物的种类和数量有关系吗？为什么细嚼慢咽会具有解毒防癌作用呢？

其实，这主要是因为唾液中的过氧化酶对致癌物质有分解作用。曾有研究者做实验，将人的唾液加到黄曲霉素、亚硝酸盐、苯并芘等致癌物质中，仅需 30 秒，唾液就可以分解这些致癌物质，使其完全失去致癌能力。所以，唾液作为"天然防癌剂"，能在一定程度上预防癌症，而细嚼慢咽促进唾液分泌，让食物与唾液充分混合并吞咽，自然能解毒防癌，减少患病的概率。

细嚼慢咽有利于美容和减肥

我们平衡膳食的目的并不仅仅是保持身体健康，大家都想通过合理膳食吃出更轻盈美丽的体形，而细嚼慢咽则对美容和减肥都有帮助。

在进食的时候，我们不会在吃下食物时就有饱腹感，大脑对饱腹感的感知具有延迟性，一般进食大约 20 分钟之后，我们才会逐渐有吃饱了的感觉。产生这一延迟反馈，主要是因为人类进食时，淀粉类食物要分解成糖，糖使身体血糖浓度升高，才能产生饱腹感。所以，细嚼慢咽能让淀粉类食物在口腔中就与唾液淀粉酶结合并反应，这些食物分解成糖的速度就会提高，进而更快提升血糖浓度，使人的"饱食中枢"较早获得吃饱的信号。相反，狼吞虎咽的人咀嚼更少，唾液淀粉酶不能和食物充分反应，"放下筷子"的指令就会较晚传递到大脑，自然吃得更多，容易发胖，不利于保持身材。

膳食平衡离不开细嚼慢咽，养成慢慢吃饭的好习惯，润养肠胃，更能防癌减肥。所以，即使工作和生活再忙，也要给自己足够时间"好好吃饭"，这不是浪费时间，而是健康生活的必需。

探索专属于你的饮食平衡

膳食平衡既是一个宏观科学的概念，可以借助膳食平衡宝塔对其结构、内容进行规划，同时它又是一个十分私人的概念，因为没有人会和你的身体需求完全相同，每个人都是独一无二的个体，需要独一无二的食谱。

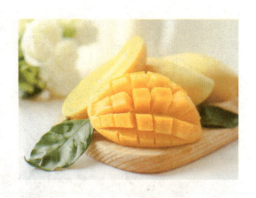

　　根据膳食平衡宝塔，我们能规划出符合健康饮食结构的每日餐食，像维生素、矿物质这类营养素，每个人都需要，但因为每个人基因不同、健康状况不同、吸收代谢频率不同、个人饮食习惯不同……诸多不同导致每个人需要的营养素数量存在差异。比如，正患有口腔溃疡症状的人，就需要比一般人多补充维生素 B_2 和维生素 C；儿童、青少年处于身体快速生长阶段，就需要多补充蛋白质和适当补充钙质；杧果过敏的人，补充维生素时就要注意避开食用杧果。

　　这些复杂的因素让每个人机体运转需要的营养素及其数量各不相同。我们可以根据膳食平衡宝塔大致规划出适合自己的食物，但想让饮食平衡产生最大效用，让身体各个部分获得最适合自己的能量和营养量，就需要学会针对自己身体的特点，制定专属于自己的膳食平衡计划。

　　早在 1956 年，国外就有医生提出生化独特性原理，强调从生化角度看，每个人先天的进化动力、基因、发育成长中与外界环境的相互作用都是独一无二的。虽然人的个体与个体之间仍有明显的相似性，但每个人器官的大小、形状、发育水平等都不同，这导致不同人体内酶的活性存在差异。在这种差异下，一个人和另外

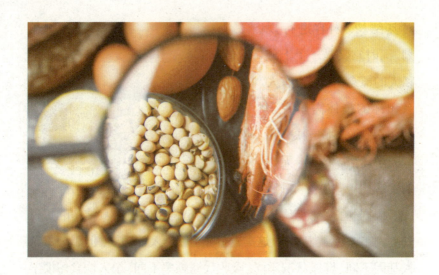

一个人保持身体健康所需的维生素数量可能存在 10 倍的差异，这都是正常的。我们常说"一方水土养育一方人"，也有生化独特性的道理存在其中。既然每个人都存在体质上的差异，我们又如何制定适合自己的膳食平衡标准呢？

专属于你的"膳食平衡法则"只能由你自己来慢慢探索发现，但下面这些提示，也许能帮助我们顺应自己身体特征，发现自己的生化独特性，总结出更适合自己的膳食平衡食谱。我们不妨就以下提示一起思考：

●按照膳食平衡宝塔规划出饮食方案，先吃两周看看，注意感受在吃哪一餐后体力或精神变差，总结其中所共有的食物，尝试两周内完全不吃这些食物，看看感觉会不会变好。如果变好，那就说明这些食物不适合你，可以替换为其他能补充同类营养素的食物。

●别人能承受的某种食物，不一定也适合你。留心观察进食哪些食物后，你会有过敏症状，或者出现肠胃不适等不舒服的状况。从你的食谱中剔除或替换这些引起你不舒服的食物。

●判断你自己的营养需求，饮食中根据自己对营养素的需求偏向，适当增减膳食中某类食物的数量，直到感觉精力充沛、身体没有不适症状，说明你调整后的饮食内容，更适合你的身体需求。

●如果你有家族病史，或正在经历某种疾病，要注意根据不同疾病的预防和治疗需求调整饮食内容。

●结合日常生活起居习惯，感受自身精力和身体舒适程度，你的身体会告诉你，什么样的食物才更适合你。把那些让你食用过后精力充沛、头脑灵活、身心愉悦的食物保留在膳食平衡食谱中。

对你而言，重要的并不是哪种饮食更符合理想膳食平衡标准，而是哪些食物和饮食搭配对你现在的身体状况最有帮助。注意感受饮食调整后，身体和精神给出的反馈，你也能轻松制订适合自己的最佳平衡膳食计划。

第三章　吃出健康的五脏六腑

吃出动力十足的消化功能

　　随着生活节奏的加快，吃外卖、吃夜宵、不吃早餐、不吃午饭、暴饮暴食等习惯已经在现代人生活中越来越常见。这种不良的饮食习惯，导致现在很多人都有消化功能方面的问题，腹胀、反酸、爱呃逆（打嗝）、肠鸣、便秘、腹泻……一系列肠胃问题不仅影响着人们的日常生活，还导致人体对食物营养的吸收率和转化利用率下降，即使再有营养的食物吃了也不爱消化，怎么补都难让身体健康起来。

　　人体的各种疾病三分靠治，七分靠养。吃出来的消化不良，自然也可以通过饮食调节的方式缓解和治愈。我们如果想通过饮食调节吃出动力十足的消化功能，让每天吃进去的食物能更好地吸收，提升营养补充效果，了解消化不良的原因，"对症下药"调整日常饮食习惯，才能事半功倍。

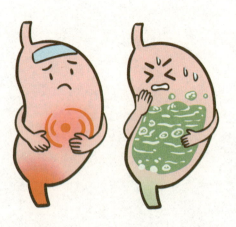

　　人体消化情况主要与胃酸分泌状况和胃蠕动情况

有关。胃酸和消化酶是胃液的主要成分，具有促进消化的作用，一般健康人的胃每天会分泌大约 1500～2500 毫升胃液。胃液中的胃酸能对食物进行初步消化分解，被分解的食物进入小肠后，又会被胰腺分泌液、小肠分泌液等消化，且胃酸对小肠有刺激作用，能促使小肠分解消化必需的这些体液。当人的胃酸分泌过多，就会导致食物消化不彻底，引起消化不良症状，而胃酸分泌过少，则会导致胃中一些细菌生长，当胃中 pH 酸碱度大于 4 时，白色念珠菌、幽门螺杆菌等细菌就会开始过度生长，进而引发人体疾病。胃蠕动能力欠佳，则会导致食物不能及时进入肠道，过多的食物残渣堆积在胃里，就会让人有恶心想吐、食欲不振、上腹饱胀感，时间久了还会产生胃炎。

这些胃酸分泌异常和胃动力不足的情况，很多都是因为我们的不良饮食习惯导致的。针对现代人的饮食习惯特点，我们如何在饮食方面做出适当调整，以减少这类消化不良的情况，避免肠胃问题继续恶化呢？

适当补充益生菌

因为胃酸分泌不足会导致幽门螺杆菌和白色念珠菌等细菌滋生，且这些细菌也会反作用于胃部，影响胃酸分泌，形成恶性循

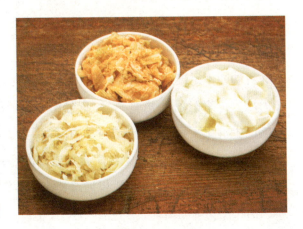

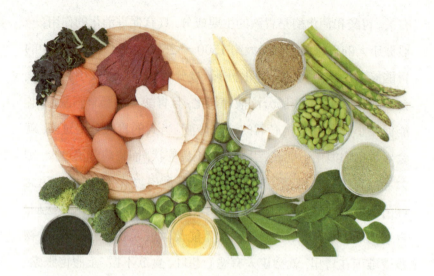

环, 所以我们可以适当补充益生菌, 通过补充的益生菌, 帮助肠道中"有益细菌"生长, 抑制肠道中"不良细菌"生长, 这样能有效促进胃酸水平逐渐回到相对正常的分泌量。

日常饮食中, 发酵类食物中都含有益生菌, 像酸奶、酸菜、干酪、泡菜等食物, 都可以作为膳食中的益生菌"补充剂"。如果你不喜欢吃这些发酵类食物, 也可以适当食用益生菌补充剂, 也能有效调节肠胃生理环境。

适当补充膳食纤维

胃动力不足导致的消化不良和很多因素有关。由于年龄增大、压力过大、情绪变化、进食不当、胃分泌功能紊乱等原因, 人体都可能产生消化不良情况。促进胃动力, 除了要注意学会控制情绪, 养成良好的进食习惯, 避免暴饮暴食或一次性食用过多红薯、马铃薯等高淀粉食物之外, 还可以通过补充膳食纤维, 提升胃动力, 解决消化不良等问题。

膳食纤维属于多糖，而这类多糖不能被人体消化道所消化、吸收，它们会堆积在结肠内，并对结肠产生刺激，这种刺激能够提升胃肠动力。日常饮食中，玉米、燕麦片、糙米、杂豆等食物都含有丰富的膳食纤维，可以在每天的主食中适当加入这些膳食纤维含量较高的豆谷类，能有效促进胃动力。

有效促进消化的食物

益生菌和膳食纤维的补充对一些人来说可能不够方便，其实常见食物中，也有很多食物具有促进消化的作用，每日饮食中适时、适量加入这些食物，天长日久地积累，也能逐渐养出更好的消化能力。

香蕉有益胃部健康，可以改善消化，并补充人体流失的钾和电解质；苹果中的果胶能促进肠道益生菌生长，且苹果中含有的维生素 C、维生素 A、矿物质、钾、磷等营养素都能促进消化，对缓解便秘、提高饱腹感有明显作用；牛油果和猕猴桃中含有的维生素和微量元素，有助于在胃肠中形成健康的黏膜内层，尤其猕猴桃中含有胃蛋白酶，对改善人体消化功能更有益；适当食用红薯、燕麦片，能为人体提供足够的膳食纤维，也能改善消化功能。

可见，身体保养不是一朝一夕的事，像消化不良这类情况，只要我们选对食物、合理搭配，每天坚持健康、平衡的饮食习惯，就能轻松吃出良好的消化能力，让消化系统远离疾病的困扰。

吃出强大的免疫力

生活中你是不是经常遇到这样的情况，某段时间很容易感冒、身体疲乏，某段时间特别容易出现过敏状况，或者某段时间生病

营养疗愈力

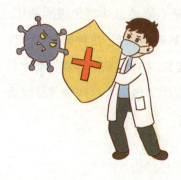

康复比较慢。一般遇到这样的情况，很多人会告诉你，是你的免疫力太差，需要提高免疫力。但什么是免疫力，日常我们又有什么比较简单的提高免疫力的方法呢？

免疫力，其实又可以称为抵抗力，是指人体中枢神经系统控制下，各个组织器官分工合作，保证人生命活动能够正常进行，而其中免疫系统，则是非常重要的组成部分。免疫系统能够识别来自人体外部的病毒、细菌等异物的入侵，还能处理人细胞的衰老、损伤、死亡，或处理人体内的变异细胞和病毒感染细胞。可以说免疫力是人体健康最好的防御屏障，免疫力足够强大，身体才能抵抗外部细菌、病毒的入侵，反之，免疫力低下，病毒和细菌就比较容易入侵人体，引发各种疾病。

可惜，现在并没有什么专门针对性提高免疫力的药物，无论是医生还是营养学家，在提高人体免疫力方面，仍更多地建议人们通过"食补"和合理运动的方式来改善。因为把营养吃进身体里，这些营养转化为人体内各个器官运转的能量和动力，才能让身体各部分组织发挥其应有功能，保障健康。可以说，良好的免疫力是吃出来的。那么，在膳食平衡的基础上，我们又该如何摄取营养，多吃哪类食物，才能吃出强大的免疫力，吃出好身体呢？

多吃优质蛋白质

摄入足够营养是增强免疫力的基础，而所有营养素中，蛋白质对人机体免疫系统防御功能的帮助最大，是提高免疫力的重要物质基础。人体中的白细胞、免疫球蛋白、抗体、淋巴细胞、巨噬细胞，是对付病毒、细菌等来自体外伤害的"主力军"。这些细胞和抗体则主要是由特殊蛋白质构成的。想让免疫系统发挥作用，就要注意补充丰富的优质蛋白质，让机体在对抗细菌、病毒的时候，能有足够的蛋白质作为"抗病后援"。

除了我们熟知的肉、蛋、奶类可以补充蛋白质，还有很多常见食物在为人体补充蛋白质方面有很好的效果。

与一般牛奶相比，酸奶补充蛋白质的效果更好。酸奶中的蛋白质不但更容易吸收，而且酸奶的制作过程经过中，发酵产生的乳酸，具有抑制有害微生物繁殖和促进消化液分泌的作用。喝酸奶之后，人的肠胃蠕动也会更频繁，提高了其他食物中营养素和矿物质的吸收率。

燕麦片和全麦食品不仅能为人体提供膳食纤维和碳水化合物，也能提供较多的如蛋白质和 β- 葡聚糖这种膳食纤维素，其抗微生物和抗氧化性能有助于加速伤口愈合，促进免疫力提升，还能与抗生素产生协同作用，这些都对健康十分有益。

补充维生素和微量元素

人体缺少维生素和微量元素就会导致免疫力低下，让人的抗病能力减弱。像维生素 A，可以强化免疫系统，保护身体内的黏膜组织正常代谢，还能清除死亡细胞堆积，抗癌；维生素 C 能刺激人体产生抗体和白细胞，这些抗体和白细胞能直接杀死病原体，也能增强人体免疫力；锌则是人体内许多酶的活性成分，具有调节免疫功能的作用。所以，我们可以多吃能补充这些维生素和微量元素的食物。

例如，海鲜中含有丰富的锌、铁、镁、硒、铜等微量元素，对提高免疫力有帮助，像海参中含有的海参皂苷，是一种抗毒剂，对预防癌症有较好的作用，另外，海参中的刺参黏多糖也能提高人体免疫力。动物肝脏则与海鲜含有相似的锌、铁、镁、硒、铜等微量元素，并且能为人体提供维生素 B_6、维生素 B_{12} 等营养素，这些都能提高人体免疫力。

提高人体免疫力的常见食物

除了能够补充蛋白质、维生素及微量元素的食物，想提高身体免疫力，还有很多日常饮食中比较常见的食物，它们含有一些独特营养物质，这些营养物质都对提高免疫力有明显的帮助。

蜂胶能够提升人体抵抗细菌和病毒的能力；蘑菇能增加人体内白细胞的数量并诱导人体产生更多干扰素用于免疫系统工作；洋葱和大蒜中都含有丰富的大蒜素，能抗菌灭菌，抵御病毒入侵，

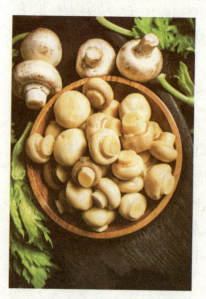

尤其在缓解消化系统和呼吸系统疾病方面效果显著；茶叶中的茶氨酸能提高人体抗感染能力，而鳝鱼、墨鱼、泥鳅、黑芝麻、豆腐皮、葵花子、冻豆腐等食物含有较丰富的精氨酸，这些食物在提升人体免疫力方面都有不小的作用。

提高免疫力，药补不如食补。在保证膳食平衡的基础上，在每日三餐中适当加入以上食

物，日积月累，一定可以吃出更健康的身体，实现预防疾病，轻松养生。

吃出强健的心脏

　　说起中国人健康的"头号杀手"，很多人第一个想到的可能是恶性肿瘤或癌症，实际情况却并非如此。人人害怕的癌症其实并没有那么高的致死率，反而现代人们常见的心血管疾病，排在中国居民总死亡原因之首。在生活条件提升、生活节奏加快的今天，心血管疾病有了年轻化、高发病率化的趋势，可人们却往往忽视心血管疾病的高危性，对防治心血管疾病存在轻视行为。

　　其实，死于心脏病和心血管疾病并不是很自然的事，很多国家的心血管疾病发病率较低，比如日本人患心血管疾病的概率仅为英国人的1/9，这样差距悬殊的心血管疾病发病率，与两国人的饮食习惯有关。日本饮食以口味清淡和海鲜为主，而英国人日常饮食则会摄入更多的肉类和油炸食品。研究表明，不良饮食结构和饮食习惯会导致人动脉血管中脂类沉积的情况更为严重。英国人心血管疾病发病率更高，与他们高热量、高蛋白、高脂肪类食物摄

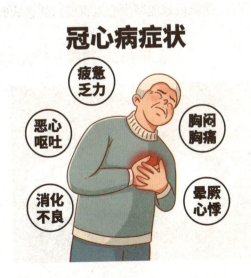

冠心病症状

疲惫乏力

恶心呕吐

胸闷胸痛

消化不良

晕厥心悸

入更多，导致体内脂类在动脉血管中产生的沉积更多，息息相关。

心脏病和心血管疾病究竟是什么样的疾病，又是什么原因导致的呢？

人体循环系统由大量血管组成，这些血管能为人体各组织器官运输氧气、葡萄糖、氨基酸等物质，并把氧气输送给心脏，而人体内的所有细胞都需要氧气和葡萄糖制造能量。一旦人体这些血管的"输送"能力被影响，人的心脏及身体各个器官得不到足够的氧气和葡萄糖等物质，就无法正常工作，疾病也就逐渐产生了，而动脉粥样硬化、血液黏稠等问题，都会导致心脏出现病变。

实际上，我们常说的"心脏病"其本质是动脉疾病，是因为人体内心血管系统中的血管"生病"了，而很多血管方面产生的病症，究其根本还是日常饮食不健康，体内的脂类日积月累后产生堆积，最后引发的问题。可以说，除先天性的心脏和心血管方面的疾病外，后天所患心脏病和心血管疾病，很大程度上可以从饮食调节方面来预防或治疗。日常我们如果能从以下几方面来调整饮食，就能很好地减少心血管疾病的患病概率，吃出强健心脏。

适当补充矿物质并限制食盐摄入量

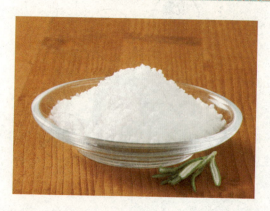

人体摄入钠元素过量，或缺乏钙、镁、钾任何一种元素，都会导致动脉血管外周肌肉压力增加，且缺乏镁还有导致冠状动脉痉挛及引发心脏病

的危险。所以，为保证动脉血管健康，我们日常饮食要注意少盐，以控制钠的摄入，并适当补充钙、镁、钾等矿物质，尤其要对体内镁的水平进行关注。一般深色蔬菜、坚果、粗粮等食物都含有比较丰富的镁。

服用维生素 E

很多心血管疾病是由血压升高、血液黏稠度高导致的。降血压和降低血液黏稠度可以通过口服维生素 E 或多吃一些含有维生素 E 的食物来实现。小麦胚芽、燕麦片、黄瓜籽、黄豆等食物中都含有比较丰富的维生素 E。有心血管疾病的人可以在平时煮粥或做米饭、做面包和馒头等食物时，适当加入小麦胚芽、燕麦片等谷类，为身体多补充维生素 E，而且像燕麦片这类食物还具有抗氧化、淡化色斑，为人体提供膳食纤维，有促进肠道蠕动的作用，对身体健康益处多多。

适当摄入鱼油

ω-3 鱼油对降低心脏病和心血管疾病也有作用。已患有心脏病或心血管疾病的人可以尝试每周摄入 3 次 ω-3 鱼油。我们可以直接买相关 ω-3 鱼油类保健品或药物，或者多吃深海鱼类来补充ω-3 鱼油。

选择健康蛋白质

因为心血管疾病与人血管中脂类堆积有关，所以在补充营养的同时，我们要注意避免摄入过多脂类，这就需要我们注意筛选更优质的蛋白质，减少不必要脂类的摄入。大豆类食品、坚果等都很适合有心血管类疾病，或有潜在患病风险的人群食用。但我们在选择这类食品时，要注意避开"素肉"（一种具有肉的风味和组织口感的素食），虽然"素肉"的成分一般是大豆类，但这类食物有高盐、高脂肪、高糖的缺点，过多食用对人体健康不利。

另外，想保证心血管健康，我们可以选择煮、蒸、炒等相对健康的烹饪方式，无论哪种蛋白质、碳水化合物和蔬菜等食物，都不要选择用油炸。少摄入油类，才能保护心血管，让心脏更健康。

吃出美丽的皮肤

皮肤是人体最大的器官。说一个可能会让你感到惊讶的数字，一个成年人的皮肤大约重5千克，展开后的表面积能达到两平方米，这大约相当于一张双人床的面积。而与人体其他器官不同，皮肤不像心脏、胃、脾、肾等内脏器官一样，有骨骼、肌肉等各种人体组织包裹和保护，皮肤这一器官是完全暴露在外界的，日光、烟尘、微生物等污染，都可能侵害我们的皮肤。

此外，一旦我们身体内部出现一些症状，也很容易反映在皮

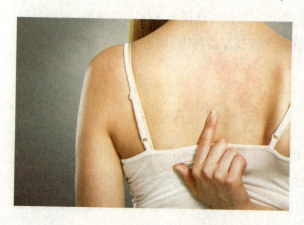

肤上，比如当我们吃一些身体不耐受的食物导致过敏时，皮肤就会发红、起疹子、瘙痒，出现各种不适症状来提醒我们。

皮肤状态既暗示着我们的
身体状况，提示我们身体内
部各组织器官是否健康，又
对人体所有器官起到保护
作用。

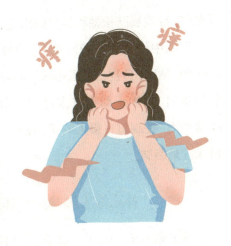

　　从根本上来说，皮肤
的健康与人体健康的每个
环节都息息相关，而归根溯
源，这又与我们身体每日摄
入的营养物质有关。比如吃蔬菜水果过少的人，容易患口腔溃疡，
这是因为摄入的维生素 C 和 B 族维生素不足；不爱喝水的人容
易皮肤干燥，这是由于身体摄入水分不足，细胞脱水导致；吃过
多油炸食品容易导致皮肤衰老，这是因为油炸食品在炸制过程中
产生过多氧化剂，这些氧化剂会损害身体中的蛋白质、脱氧核糖
核酸（DNA）和核糖核酸（RNA），这都会影响皮肤新生功能，
导致皮肤变差。

　　可以说，皮肤状态是人体健康的"晴雨表"，我们吃了什么，
皮肤都会表现出来，让你的日常饮食"一览无遗"。而想让皮肤变
好，关键还得平时膳食得当，才能养出细腻、光滑的好皮肤。

补充胶原蛋白，皮肤饱满光滑

　　年轻的皮肤更紧致光滑，是因为人的真皮层中存在胶原蛋白
和弹性纤维，越是年轻，体内胶原蛋白越多，其对皮肤的支撑力就
越强，皮肤也就越紧致光滑。但是随着年龄增长，人体内胶原蛋白
流失，加上阳光中的紫外线伤害、空气中的粉尘污染等，会加速皮

肤老化，导致皮肤松弛和皱纹的出现。

生活中注意补充胶原蛋白，就能更好地缓解皮肤松弛、老化等问题。猪蹄、鱼皮、黄豆、银耳、海鲜等食物中都含有较为丰富的胶原蛋白。但由于动物皮含有的油脂较多，所以在食用时要注意膳食平衡，控制每日摄入的量，在补充胶原蛋白的同时，注意避免摄入过量脂肪。

补充维生素 C，养出白皙剔透肌肤

维生素 C 在抗老化、祛皱、美白方面都有效果。这主要是因为维生素 C 能抑制皮肤内酪氨酸酶的活性，减少黑色素的产生，还能促进胶原蛋白的形成。所以，无论是美白、增加皮肤光泽、防治皮肤干燥，还是加快皮肤新陈代谢，维生素 C 都有奇效。我们可以在日常饮食中多吃一些蔬菜和水果，比如深色绿叶菜、番茄、柑橘、苹果、柚子、猕猴桃、柿子椒、葡萄等，都能补充维生素 C，调节皮肤状态。

补充维生素 A，给皮肤天然滋润

维生素 A 能调节皮肤角化过程，保证皮脂、汗腺的正常分泌功能，是维持皮肤组织正常功能的基本物质。如果摄入不足，则会导致皮肤出现晦暗、痤疮、粉刺等一系列问题。

虽然维生素 A 只存在于动物中，但是植物中的胡萝卜素经过人体分解后也能产生维生素 A，所以我们日常饮食补充维生素 A 可以选择以下食物：蛋黄、牛奶、河蟹、鱼类等，或者猪肝、鸡肝、羊肝等，这些动物性食品中维生素 A 含量较多。另外，由于维生素 A 的脂溶性，黄色植物和绿色蔬菜及部分水果，配合油脂一起摄入，也能补充维生素 A，比如红薯、胡萝卜、菠菜、南瓜、青椒、杧果、番茄等。

补充卵磷脂，润滑肌肤

人体每个细胞都不能缺少卵磷脂，缺少则会导致皮肤细胞再生能力受阻，会导致皮肤粗糙，易产生皱纹，而且卵磷脂也能分解体内毒素，是天然的解毒剂。我

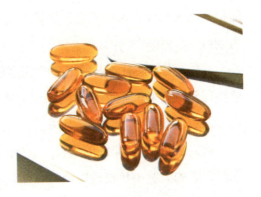

们在日常饮食中适当摄入一些卵磷脂，可以保持皮肤的再生能力，而且卵磷脂具有亲水性和亲油性，只要补充足量卵磷脂，就能让皮肤更加润滑，有光泽。蛋黄、牛奶、动物肝脏、大豆等食物中都含有丰富的卵磷脂，所以可以适当多食用一些。

总之，"养生之道，莫先于食"，健康的身体离不开食物的滋养，健康的皮肤也需要食物提供各种营养素来完成新陈代谢和自我修复。只有营养充足，才能让皮肤更好地抵抗衰老。

吃出更强的记忆力

说到提高记忆力的食物，很多妈妈都有自己的饮食心得。有些人会给孩子多吃核桃等坚果来补充记忆力，此方法讲究的是中医所说的"以形补形"，即通过食用一些外形相近的食物来补充人体所需的营养元素；有些人会给孩子多吃鱼，也是因为各种营

养学理论都在讲"吃鱼聪明";还有些人觉得记忆力好坏更主要的是遗传因素,后天改善不大,所以比起食补,更多要求孩子用充足的睡眠来保持好记忆力。

这些我们生活中常听到的提高记忆力的方法真的有用吗?人的记忆力又和什么有关系呢?如果"食补"有用,要想提高记忆力,我们又应该吃些什么呢?

首先,我们来看看人的记忆力到底和什么因素有关系。除了遗传因素决定着我们记忆力的好坏之外,记忆力与年龄、生理因素、睡眠、抽烟等不良习惯都有关系。

研究表明,随着年龄的增长,人的记忆力会逐渐减退,这主要是因为人的大脑中负责短时记忆存储转换和定向功能的海马体,随着年龄的增长呈逐渐退化的趋势,而且随着年龄的增长,人体内的蛋白质、脑细胞修复激素、神经生长激素等激素水平也会下降,一些老年人还可能伴有脑供血不足的情况,这都对人的记忆力,甚至认知能力有损害。另外,熬夜容易导致记忆力减退、无法集中精力,抽烟时烟草中的尼古丁会破坏脑细胞,而酒精也会对脑细胞产生麻痹,影响人的记忆力。

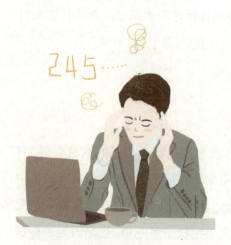

其实,从更简单通俗的角度来解释,记忆力减退就是因为大脑内的组织、细胞随着时间的推移变得衰老或营养不足,虽然这种衰老是自然而然的生理发展趋势,但营养供给问题却是借助饮

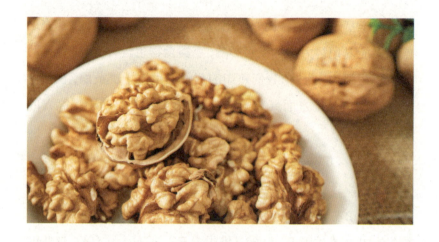

食可以解决的。所以，补充大脑所需的关键营养素可以延缓大脑衰老，保证生长发育需求，保持最佳记忆状态，这其实并不困难。

补充好的脂肪

好的脂肪是大脑生长发育和运转的能量基础，尤其是 ω-3 多不饱和脂肪酸，能够促进大脑内神经细胞之间进行电信号传递，能帮助人提高注意力，让记忆力获得提升。常见食物中，像三文鱼、沙丁鱼、鲭鱼、鲲鱼等油性鱼类，以及亚麻籽、奇亚籽、核桃等种子和坚果，都能为人体补充 ω-3 多不饱和脂肪酸，为大脑供给营养，让我们的记忆力保持在更佳的状态，所以"核桃补脑"并不是"以形补形"的传说，而是因为其中的 ω-3 多不饱和脂肪酸发挥了作用。

补充类黄酮

类黄酮一般是指黄酮类化合物。类黄酮对人的神经具有保护作用，在改善人的长期记忆和短期记忆方面都有帮助。一些水果含有较丰富的类黄酮，比如苹果、橘子、蓝莓和草莓等，多补充这些水果能对记忆力产生积极影响。豆类食物也含有类黄酮，有助于改善记忆力。此外，我们熟知的花青素也属于类黄酮，在强化记忆力和抗氧化方面具有一定特点，适当补充有助于提高人的记忆力。

补充 B 族维生素

部分 B 族维生素也有提高记忆力的作用，像 B 族维生素中的维生素 B_{12}、维生素 B_6、叶酸（维生素 B_9）都对大脑有益，这些维生素可以通过蛋类、香蕉、绿色蔬菜、鸡肉等食物补充，而维生素 B_5（泛酸）能够与胆碱结合产生乙酰胆碱。乙酰胆碱是一种酶，有增强记忆力和改善精神行为的作用。

损害记忆力的食物

除了以上提到的含 ω-3 多不饱和脂肪酸、类黄酮和 B 族维生素的食物，像全脂牛奶、椰子油、牛油、全脂酸奶等含有中链甘油三酯（即中链脂肪，天然存在于棕榈仁油、椰子油等食品和母乳中）的食物，也对提高记忆力有益，我们都可以在日常膳食中适当添加，来补充大脑神经所需的营养。

但是，大脑有"喜欢"的食物，就有"不喜欢"的食物，有些食物不但对大脑神经没有好处，还会对其产生损害，长期过多食用大脑"不喜欢"的食物会导致人的脑容量和记忆力下降，甚至有罹患阿尔茨海默病的风险，像高糖、高脂、高盐食物都属于大脑"不喜欢"的、会损害记忆力的食物。如果日常饮食中摄入大量的碳水化合物，就会因其含有大量糖分，而大大增加患心脑血管疾病、糖尿病、高胆固醇血症等疾病的风险；摄入过多的油炸食品、人造黄油、烘焙食品等含反式脂肪酸的食物，也会增加老年人患轻度认知障碍和阿尔茨海默病的风险。

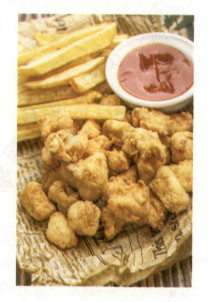

可见，记忆力并不只是依靠遗传因素，后天吃对"补脑"食物，少吃对大脑会产生损害的高糖、高油、高盐食物，也可以有效延缓大脑细胞及脑神经的衰老和损伤，让大脑更加年轻、健康，让"食补"补出更强记忆力。

吃出年轻和抗压能力

许多人每天抱怨最多的就是累，总是觉得精力不够、压力太大，来自生活、学习、工作等各个方面的压力，导致他们总是昏昏沉沉、无精打采、缺乏活力，做什么事情都提不起兴趣，难以集中注意力。

为了对抗这种精神疲惫和压力巨大的状态，很多人会选择喝咖啡、茶等饮品来提神，或者吃一些点心等甜食让自己开心一些。然而，这些饮品和甜点只会让人短暂地清醒和兴奋，过劲儿之后会更加疲惫和缺乏精力。

科学研究表明，人会产生压力，感到疲惫，是因为身体中发生了化学反应。当我们面对外界人或事传递来的负面信息，或应对

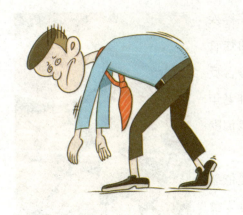

心中觉得不可能完成的事时，肾上腺会快速分泌肾上腺素，而肾上腺素水平反映了人体内葡萄糖的释放量。这些释放的葡萄糖来自人的肌肉和肝糖原的降解。试想一下，你身体内的各个细胞、组织、器官都在全力运转，消耗大量能量去应对你所面对的压力和心中的不安，即使你没做出什么具体的行动，但是你体内各个器官和细胞仍然在高速工作，消耗能量，这就会让你感觉疲惫，抗压能力减弱，而如果身体长期处于肾上腺素失衡的环境中，就会加速衰老。

肾上腺素失衡会让人表现出各种异常反应，比如，总觉得疲惫、早上难以醒来、情绪波动大、注意力不集中、睡眠不好、心率异常、肌肉和关节疼痛、脱发等，如果你正经历这些情况，说明你的身体处于高压状态，衰老、体能下降，都是你即将面对的问题。

其实，身体和精神之所以处在这样的疲惫状态，就是由于我们"吃错"东西所导致的。咖啡、茶等刺激性的饮料很难让人真正获得放松，甚至还会产生依赖性；高糖、高脂的食物会刺激皮质醇的释放，让身体一直处于紧张的应激状态。

只有学会通过膳食增加身体摄入的营养，多吃抗压食物，我们才能获得更年轻、有活力、抗压能力更强、更健康的身体。

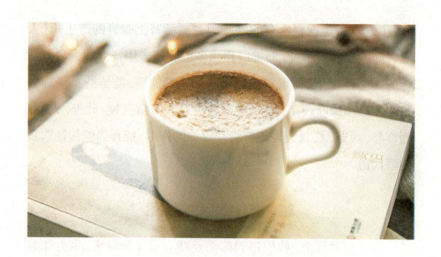

常见的抗压饮食

由于快速释放的糖类会导致人体进入应激状态，释放更多的皮质醇，所以想保持年轻和舒缓压力，我们要少吃或尽量避免吃各种精加工的白面包、甜品，应尽量多吃一些能缓慢释放糖的碳水化合物，如燕麦片、糙米、玉米等，这类食物能更平稳、持续地为人体提供能量，增强人的抗压能力。另外，多食用坚果类、豆类、种子类食物能减少产生皮质醇，强化肾上腺功能，增强人体抗压能力。

刺激性饮食替代物

饮用咖啡、茶等有刺激性的提神饮品会导致人未老先衰，而且一旦停止摄入，会产生轻微的戒断反应，头痛、疲劳、恶心等都是戒断反应的表现。我们可以通过其他有营养的食物来替代这些刺激性饮食，只要停用刺激物并每日摄入足量的所需营养素，一个月就能感觉到精力提升，不再昏昏沉沉的。

咖啡、茶等饮料含有的咖啡因会刺激肾上腺素的产生，让人短时间内比较有精神，而神经递质多巴胺和去甲肾上腺素也有提神的类似作用。我们可以戒掉咖啡和茶等饮料，吃一些苹果等温和的水果和绿叶蔬菜，可以健康地提升人的精气神。此外，人参、西洋参、灵芝、红景天等都有滋补提神的作用，能作为刺激性饮食的替代物。

补充提升精力的营养素

为了应对压力，我们每天都需要补充很多营养素，供人体各个器官、组织和细胞运转，日常我们可以在饮食中适当多吃一些对提高人的精力更有帮助的维生素。例如，维生素 B_6 和锌能协助人体内的胰岛素进行工作，维生素 B_1、维生素 B_2、维生素 B_3、维生素 B_5、维生素 C、铁、铜、镁和辅酶 Q_{10} 这些营养素，能帮助葡萄糖转化为能量，促进肾上腺素产生，而维生素 B_{12} 则能抑制肾上腺素。了解了这些营养知识，我们就可以适当吃含有这些能提升人精力的富含营养素的食物，日积月累，就能让身体更年轻，也能减少压力所带来的疲惫感。像胡萝卜、西蓝花、嫩豌豆、蚕豆、白色菜花、荸荠或菱角、有机蘑菇或香菇、青椒、小黄瓜、竹笋、豆腐等食物，都是提升精力、补充营养的食物。

吃对食物，拒绝过敏

相信很多人都有过过敏的经历。春天来临时会花粉过敏，打喷嚏流眼泪不断；养宠物时会对动物毛过敏，接触到动物毛就会皮肤瘙痒、打喷嚏；对海鲜及花生等食物过敏，如果误食这些食物，会出现皮肤红疹、呼吸困难等不良反应。其实，很多人都有过敏反应，有一项关于成年人对食物有不良反应的调查研究中发现，有 43% 的成年人都有过食物过敏症状。到底什么是过敏？人们为什么会产生过敏反应呢？

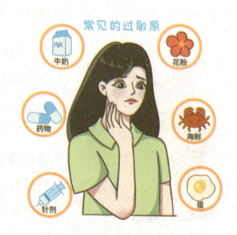

从医学角度来说，过敏其实属于一种人体的变态反应。人接触到某些东西，让"过敏原"第一次进入人体，这时候机体并不会产生过敏症状，只会在体内产生针对这种"过敏原"的特异抗体，但当这种特异抗体逐渐积累，达到一定数量后，人再次接触"过敏原"（抗原）时，特异抗体就会与之结合，导致人体介质细胞脱颗粒，而后会释放多种介质，人也随之产生一系列过敏症状。

在众多过敏症状中，皮肤过敏相对常见。导致皮肤过敏主要有两方面因素，一方面是本身就是过敏体质，另一方面是因为气候、吸入物、接触到导致过敏的物品、吃到引起过敏的食物等。产生过敏症状，很多时候是有一定诱因的，常见的诱因包括海鲜、辛辣食品、尘螨、酒、化学物品等。所以，对于容易过敏，尤其是容易皮肤过敏的人来讲，除了依靠抗过敏药物，减少接触"过敏原"，我们也可以通过饮食调节来预防和舒缓过敏症状。下面这几种常见的抗过敏食物都有调节过敏体质、缓解过敏症状的作用，我们在日常饮食中可以根据自身情况适当食用。

蜂蜜

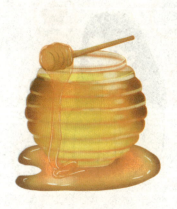

临床上经常用蜂毒治疗支气管哮喘等过敏性疾病，而蜂毒主要来源于蜜蜂体内，是一种有毒液体，蜂蜜中会含有微量蜂毒，不用担心其毒性会过强，适当食用对治疗过敏有较好的作用。而且蜂蜜中的花粉颗粒对治疗花粉过敏很有效果，常喝蜂蜜能帮助花粉过敏的人对花粉产生免疫力。

每日食用蜂蜜的量以一小汤匙为宜。食用蜂蜜时注意要用温水或冷水冲服，不要用热水冲泡蜂蜜。热水会让蜂蜜失去活性，破坏其中的营养成分。每天早上饮用蜂蜜水，不但能缓解过敏症状，还有润肠通便的作用，并且能及时为休息一夜的身体补充水分，让人体细胞恢复活力。但需要注意的是，也有人对蜂蜜过敏，有蜂蜜过敏症及一岁以下的幼儿，不建议食用蜂蜜。

红葡萄

红葡萄这种水果在抗过敏方面的功效，主要是因为葡萄皮中所含的白藜芦醇。这种物质具有消炎的作用，能明显减轻人体的过敏症状。除了葡萄皮，葡萄籽中含有的前青花素，因其有出色的抗氧化和抗过敏功能，也有缓解过敏症状的作用。

洋葱

由春季花粉过敏而引起的哮喘过敏症，则可以通过吃洋葱来缓解。花粉引起哮喘过敏，主要是因为花粉中含有组胺，而洋葱中含有的槲皮素是一种天然的抗组胺物质，能够帮助人减少感染，让哮喘症状的发病率降低，对缓解过敏症状很有效。而且，和红葡萄相似，紫皮洋葱中也含有强抗氧化物质——花青素，饮食中适当多吃些紫皮洋葱，能保护人体自由基，抵抗过敏，抑制炎症。

番茄

抗菌消炎是缓解和抵御过敏的关键。番茄中含有丰富的维生素 C 及胡萝卜素、番茄红素，这些营养元素都有抗菌消炎的作用，坚持食用能舒缓皮肤过敏症状，还有一定的美白功效。

大枣

我们都知道大枣"大补"，适当多食用对人的身体有好处，其实大枣在缓解过敏方面也有作用，这主要是因为大枣中含有一种叫环磷酸腺苷的物质，这是一种抗过敏物质，能够阻止过敏反应的发生，且大枣中的环磷酸腺苷含量较高，所以，容易过敏的人可以经常食用大枣。一般建议生食大枣，每天 3 次，每次 10 克为

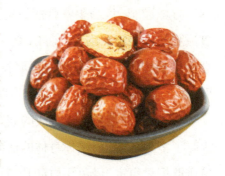

宜；也可以煮大枣水，用 10 枚大枣煮一小锅的大枣水，经常饮用；还可以用大枣 10 枚加 100 克大麦一起煮水喝，也是代茶饮即可。按照这些方式食用大枣，都有助于缓解过敏症状。

除了以上提到的这几类食物，像胡萝卜、西蓝花、金针菇等食物都有缓解过敏的功效。容易过敏的人，养成在膳食中加入这些具有抗过敏作用食物的习惯，天长日久食用，慢慢就能减少过敏症状，远离换季过敏、花粉过敏等过敏的困扰。

不需节食就能打败脂肪

随着人们生活水平不断提高，我们不再需要像过去一样节衣缩食，享受美食成为很多人生活中的"快乐源泉"，但随之而来也产生了诸多与饮食相关的健康问题，肥胖就是其中之一。

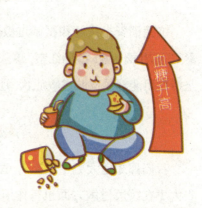

很多人会选择"节食"这种方法减肥，认为少吃就能快速变瘦，然而事实并非如此。节食减肥的人常常会陷入一种困境，那就是只要恢复饮食，体重就会严重反弹。短时间节食可以坚持，但我们不能一辈子不吃东西，那么如何打败脂肪，让减肥不那么痛苦呢？

其实，这并不是个难解决的问题，打败脂肪的关键并不是你少吃了多少东西，而是你身体的血糖控制能力到底如何。只要保持血糖相对稳定，避免让血糖升高，控制身体将过多的血糖转化为脂肪，我们就能避免肥胖。所以，减肥的关键不是节食，而是控制血糖。吃对食物，保持血糖平稳，即使不节食也能瘦身。

现代营养学研究表明，人们不要吃得太饱，保证八分饱，让摄入的膳食能维持血糖平衡，再同步增加运动量，让运动消耗大于人体每日摄入的能量，循序渐进地让身体适应这种消耗大于摄入的状态，慢慢提高身体基础代谢能力，就能控制脂肪的增长，减轻体重，达到瘦身的目的。我们将控制平衡血糖的饮食规则总结起来，主要有以下五个关键点。

选择食用升血糖效应较小的食物

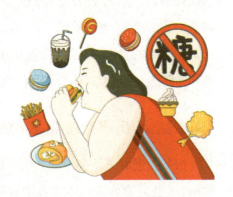

碳水化合物是人们每天都需要摄入的营养素，但想保持血糖平稳，我们可以用豆类（扁豆）、粗粮、蔬菜、鱼、虾等升糖效果较小的食物，替代米饭、面条、面包、果汁、蛋糕等精致碳水化合物和含糖量较高的食物，这样就能更好地平衡血糖。所以，有些人认为用水果代替主食可以减肥，其实这是错误的观点。水果中含有的糖分比较高，用水果代替主食中的米饭，会导致人体摄入大量的糖，这些糖会导致人血糖升高，血糖会在人体中转化为脂肪，更容易引起肥胖，并且这些糖还可能会导致血脂异常，对健康并无好处。

增加摄入必需脂肪酸

关于减肥，我们一般都有一个意识，就是要减少摄入脂肪，其实这并不完全正确。学会摄入正确的脂肪，不会让我们变得更胖，反而有助于人体燃烧脂肪。这主要是因为，虽然摄入的都是脂肪，但饱和脂肪酸和必需脂肪酸（即不饱和脂肪酸，必须从食物中取得）在人体中的功能是不同的。必需脂肪酸能够为人的大脑、免疫系统、皮肤、循环系统等提供运转所需的能量，而饱和脂肪酸才会成为"肥胖元凶"。我们不用害怕脂肪会让人变胖，选择摄入必需脂肪酸，让摄入的脂肪都能在体内"动起来"，即使不节食，也能燃烧脂肪，所以，饮食上我们应该注意减少冰激凌、奶油蛋糕、高脂奶酪的摄入，用鱼、虾、鸡肉等能够为人体提供必需蛋白质和必需脂肪酸的食物来代替。像鱼和亚麻籽能为人体提供 ω-3 多不饱和脂肪酸，就对减轻体重和保持健康都有好处。

保持膳食平衡，多吃低 GI（血糖生成指数）的碳水化合物

很多人肥胖并不完全因为饮食过量，而是由于膳食不平衡导致的。一些人喜欢在日常饮食中食用过多的禽畜肉等荤菜，而不喜欢吃蔬菜和水果，这样不平衡的膳食理念，导致他们即使每天摄入食物的总量并不多，也依然很难瘦下来。所以，减肥的关键是在保持膳食平衡的基础上，再控制饮食的量。建议选择低 GI（即血糖生成指数，指含 50g 碳水化合物的食物在一定时间引起体内血糖应答水平的百分比，主要反映进食后食物引起人体血糖升高的程度）的碳水化合物，而且注意这些低 GI 的碳水化合物要和富含蛋白质的食物一起食用，这样可以增加饱腹感。比如，鱼肉可

以和杂粮米饭一起吃, 豆腐可以和蔬菜一起吃, 鸡肉可以和燕麦片一起吃。这样既不需要节食, 也能减少脂肪积累。

按时吃三餐

很多人减肥时选择"过午不食"(指进食的时间安排在午时之前, 超过午时到次日拂晓不再进食)、一天只吃一顿饭这类减肥法, 其实效果并

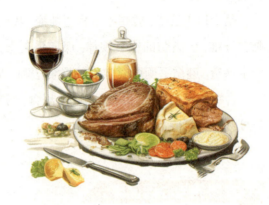

不是很好, 这样的方法会导致身体血糖不平稳, 并不利于减肥。我们要按时吃三餐, 尤其是早餐必须吃。因为一般早餐距离上一次进食会超过 12 个小时, 不吃早餐会导致血糖较低, 不利于保持血糖平稳。

除了按时吃三餐, 少吃多餐也是较有效的方法。我们可以在上午和下午的时候适当吃一些低 GI 的水果, 比如苹果、梨等, 这样即使搭配杏仁这类脂肪含量较高的坚果, 也不会让人的血糖上升较多, 反而会让我们一天各个时段的血糖都处于相对均衡的状态。这样人不会有明显的饥饿感, 血糖也不会有大幅度波动, 日积月累坚持少吃多餐, 脂肪堆积减少, 自然不节食也能减肥。

少吃刺激性食物

巧克力、咖啡、茶、酒等刺激性食品都会影响人的血糖平衡，减少这些刺激性食物的摄入，意味着获得人体血糖更平稳的状态，自然能够减少体重。

基于以上五点，要想不节食也能瘦，我们就要遵循低热量、高膳食纤维、低脂肪的饮食规律，保证每天摄入大约 1000 ～ 1500 千卡热量，遵循平衡膳食宝塔的饮食法则，保证脂肪、蛋白质、碳水化合物的平衡摄入，并戒掉咖啡、甜食、酒等，吃出健康，吃出苗条身材指日可待。

饮食营养与心理健康

现代社会，人们的生活是充满压力的。在科技迅速发展的新时代，当 AI（人工智能）已经可以写诗作画，很多人意识到，如果他们不拼命努力，那么在职场上能取代自己的不仅有更优秀的人，还可能有更高效的机器。为了不被时代抛弃，越来越多的人拼命"内卷"，随之而来的则是紧张、焦虑、失眠、抑郁等诸多心理健康问题。

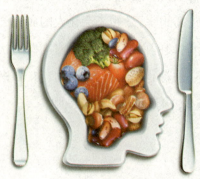

我们都认为心理健康问题与人的大脑、神经等息息相关，而实际上，影响人类大脑功能、情绪和行为的信号却是从肠道发出来的。大脑、肠道及肠道微生物之间有一个双向交流

的通道，叫肠脑轴。肠道微生物和肠道细胞共同产生的信号会沿着肠脑轴发送信息给大脑，通过这一过程，人才有了各种情绪和行为变化，所以，不要怀疑，如果你的肠道"不开心"，你的大脑就会抑郁。

人类肠道及肠道微生物能够左右人的情绪和行为。肠道微生物在代谢过程中会产生一系列代谢物，比如神经递质、短链脂肪酸、吲哚、胆汁酸、乳酸、维生素等，这些代谢物会向大脑发送信息，比如吲哚就有促焦虑的特性，而这些传递到大脑中的信息，会最终影响人的情绪，所以，要想远离抑郁、焦虑等负面情绪，不想让负面心理状态最终影响到我们的身体，保证肠道健康十分重要。

除了肠道及肠道微生物情况，人体甲状腺的健康情况也与人的情绪和心理状况密切相关。甲状腺功能减退，人就会产生身心疲惫、易怒、抑郁等心理和精神问题，当你发现自己经常无端发怒、内心抑郁，也要注意自己是不是有甲状腺功能方面的问题。

不过，无论是肠道问题，还是甲状腺功能问题，或是其他生理问题导致了我们心情抑郁、情绪不佳、无精打采，这些状况并不一定需要药物进行治疗。毕竟，药补不如食补，尤其是心理健康方面的问题，如果用科学饮食来"修复"好心情，也许很快那些负面情绪就能"不药而愈"。

营养饮食的调节不仅可以维持人体甲状腺等方面的健康，还是生理健康和心理健康的强大后盾，维持饮食均衡的营养，更容易"修炼"健康心理。为获得最佳心理状态，我们不妨试试以下日常饮食方式。

●肠道健康的人，每天至少吃 3～4 份蔬菜（非淀粉类）。

●吃适量轻度加工的全谷物或者豆类。

●适量食用淀粉类食物，比如马铃薯、山药、红薯等。

●多吃新鲜水果（少喝果汁）。

●适量食用肉类、海鲜和蛋类食物。

●适量食用坚果和种子类食物。

●适当吃一些乳制品，比如牛奶、酸奶等。

●保持清淡饮食，避免吃太多盐。

●少喝咖啡、茶等含有咖啡因的饮品。

以上这些饮食建议，主要是为了保持肠道菌群平衡、保持血糖平衡、减少饮食对甲状腺功能的不良影响，减少我们的神经对刺激性食物的依赖性。

膳食平衡有利于帮助肠道形成相对平衡健康的肠道微生物环境，能减少肠道微生物对大脑的不良影响。少吃含盐太多的食物能避免摄入过多的钠和碘，保护心血管的同时，也能避免碘摄入过量引起的甲状腺激素分泌过多的情况。

膳食平衡还有利于血糖平衡。科学研究表明，血糖水平波动不但会导致人体健康状态失衡，还会影响心理状态。我们通过食物补充足够的营养素，在血糖平衡状态下，人的心理状态也会更加稳定，不会产生心悸、易怒、焦虑、疲惫等问题。

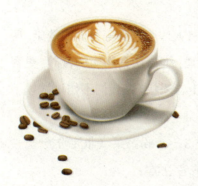

另外，B 族维生素是大脑神经的递质润滑剂，对多巴胺、去甲肾上腺素、肾上腺素等激素都有明显的刺激作用。我们的大脑通过这些神经递质在大脑细胞之间进行信息传递，缺乏必需的 B 族维生素会让人容易变得

狂躁，所以，如果我们发现自己有紧张焦虑、视觉和听觉异常、情绪波动严重等不良状态时，可以每日补充 B 族维生素，服用这些维生素补充剂两个月左右，就能一定程度改善身体健康情况。

　　如果觉得抑郁、焦虑也别害怕，不如先"吃点好的"，用营养饮食调节心理，也许你心中的"阴云密布"，很快就能被健康美食改变成"万里晴空"。

第四章 不同人群的饮食营养指南

婴幼儿如何平衡膳食

　　婴幼儿时期是宝宝生长发育速度特别快的阶段，不同身高、体重、体质的婴幼儿需要喂食不同种类和数量的食物，根据婴幼儿特性平衡膳食，保证营养供给，才能让孩子的智力、体力都发展得更好。婴幼儿在不同生长阶段的营养需求不同，我们在喂养时需注意营养充足和均衡，针对不同月龄婴幼儿进行科学膳食调整。

0～6月龄婴儿

　　这个阶段的婴儿最好坚持母乳喂养，如果母乳喂养有困难，需选择针对这阶段婴儿的奶粉，而不适合用米糊、奶糊或其他含较多淀粉的代乳类食品喂养。因为这阶段的婴儿还不能分泌足够的消化淀粉酶，用淀粉类代乳类食品代替母乳或婴儿奶粉喂养，不利于婴儿消化系统的健康发育。另外，这阶段婴儿的胃容量虽小，但随着生长会逐渐增加，在喂奶时应该随着婴儿成长，逐渐增加喂奶量和延长喂奶间隔时间。比如，开始时可以每隔3小时喂一次，逐渐可将喂奶间隔时间延长至4小时。

6～12月龄婴儿

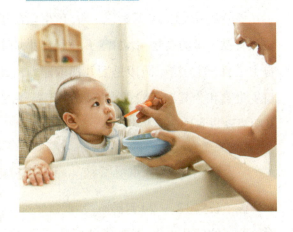

6～12月龄是婴幼儿味觉和嗅觉发展最迅速的阶段，也是添加辅食的最佳时机。循序渐进地在婴儿膳食中加入辅食，可以促进婴儿味觉、嗅觉等方面的发育。这个阶段需让婴儿适应一半流食、一半固体食物的膳食搭配。

其中，7～9月龄的婴儿可以逐步增加蛋黄泥、肉泥等食物，这些食物都含有丰富的铁，像米粉鸡蛋羹、肉泥拌米粉等，都是较适合这个阶段婴儿的辅食。但这阶段婴儿的肠胃功能尚未发育完全，蛋白不太容易被消化，且也可能会引起腹泻和过敏反应，所以喂婴儿蛋类时，最好剔除蛋白，只喂食蛋黄。

需要注意的是，这个阶段的孩子虽小，但生长发育也需要大量的矿物质和微量元素，可以给婴儿适量加入一些果泥、菜泥等食物，帮助其补充维生素C和微量元素。还可以根据婴儿个体情况，适当补充维

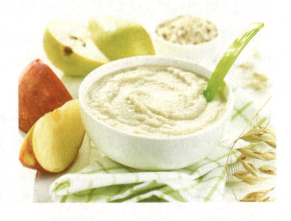

生素 D, 有助于婴儿的骨骼发育。

等婴儿月龄达 10 月龄以上时, 就可以在膳食中增加更多有颗粒和有黏稠度的食物, 比如馒头、面包、小块水果等, 并训练婴儿自主进食。因为这一阶段是婴儿抓取能力快速发展的阶段, 让其自主进食和为其准备较适合抓取的粗糙、黏稠的食物, 都能让婴儿更喜欢进食这件事。

13 ~ 24 月龄幼儿自主进食训练

孩子长到 13 ~ 24 月龄阶段, 就需要对其自主进食进行训练。对这阶段的幼儿来讲, 母乳喂养已经不足以完全满足其生长所需的营养和能量。如果母乳喂养不能保证每天至少 500 毫升的奶量, 就需要为其添加幼儿奶粉、鲜牛奶、酸奶等, 以保证幼儿每天摄入足够营养。

注意顺应喂养, 不拘泥于"标准"

由于每个孩子基因和体格都存在差异, 不同的婴幼儿, 饭量不同也是正常的。我们在喂养婴幼儿时, 不必拘泥于喂食量和喂食时间上的"标准", 那些"平均量""基准指标"可能并不适用于你的孩子, 所以, 我们不必和其他孩子比较是否吃得多, 是否吃得晚, 而是要顺应喂养, 根据婴儿身体和适量的需求, 科学调整喂食量和时间。

在婴儿刚出生的几周里, 可以观察婴儿是否有喝奶需求, 随时喂养。在开始几周频繁喂奶后, 逐渐可以将频率调整至每天喂 8次, 但间隔最好不要超过 5 小时。

等孩子逐渐长大, 就要开始培养孩子规律饮食的习惯。比如,顺应幼儿饮食偏好，并引导和鼓励幼儿尝试尽可能食用多种类的食物，并让幼儿尽量对每一种食物保持中立的态度，避免偏食。同时，随着孩子长大，要逐渐减少幼儿进食频率，进行引导安排，让孩子的就餐时间和大人保持一致，可以在两餐和睡前各增加一次喂食。

注意积食症状，及时调整护理

和成年人一样，婴幼儿也会出现积食情况。一旦发现孩子出现口腔异味、大便次数增多且比较臭、舌苔变厚、嘴唇变红、手脚心发热、脸色发红、食欲紊乱等情况，说明孩子可能出现了积食问题。

如果婴幼儿出现积食症状，就需要及时为其调整饮食。给孩子安排更清淡的膳食，注意各种营养的均衡搭配，并在饭后协助婴幼儿适当玩耍、运动来消食，都可以帮助孩子改善积食状况。对月龄过小的婴儿，如果出现积食情况，可以适当揉捏孩子的脊背或膻中穴，适当按摩也能起到助消化的作用。

学龄前儿童的饮食选择

学龄前儿童的身体发育虽然已经不如婴幼儿时期那么快，但仍处于人的一生中生长较快的阶段，家长需为儿童发育提供足够营养，保持膳食平衡，才能保证学龄前儿童的身高、身体器官发育正常。

学龄前儿童饮食安排的关键，主要有以下几点：三餐合理，营养均衡，培养孩子自主进食的好习惯；保持酸碱平衡，选择合适的食材和烹饪方法制作儿童餐食；每天适当饮奶，喝足量的水，选择健康零食。

基于以上几点学龄前儿童饮食的关键点，在日常饮食调配和三餐安排中，我们可以具体按照下面的推荐进行学龄前儿童的饮食选择。

营养均衡，三餐按时

学龄前儿童和成人的日常膳食已经十分接近，每天需供给身体的热量大约在 600 ～ 2200 千卡，也需要保证蛋白质、脂肪、碳水化合物的摄入平衡，一般建议三者摄入比例保持在 1：0.7：6 较为合适，而且学龄前儿童的牙齿基本已经发育，咀嚼食物的能力也比幼儿时期明显增强，日常食用的食物不必再切碎或者捣碎成泥，过于精细的食物反而不利于学龄前儿童牙齿发育，和成年人保持相同的饮食即可，但像含咖啡因、辛辣、油炸等刺激性或不健康食物，还应该避免给儿童食用。

学龄前儿童需保证一日三餐，且三餐的选择要符合膳食平衡原则，进行合理搭配。

学龄前儿童早餐可以遵循荤素搭配、粗细搭配、干稀搭配的原则，且以热食为宜。这个阶段的儿童仍然脾胃功能较弱，冷食容易刺激脾胃，而热食可以更好地保护儿童脾胃的消化功能。一般早餐可以选择牛奶泡燕麦片、水煮蛋、炒时蔬、新鲜水果，或者豆浆、三鲜包子、白灼青菜，再加一点新鲜水

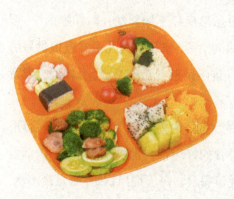

果，这样的组合。重点要保证儿童摄入的营养比例平衡，所以在食物选择上，谷类、奶制品、豆制品、肉类、蛋类、蔬菜、水果都应该均衡搭配，这样才能保证摄入的营养充足。

学龄前儿童午餐摄入要保证占全天能量的 30% ～ 40%，午餐需增加蛋白质的摄入，一般学龄前儿童一日蛋白质的需求量为 50 克左右，三餐调配时，可以参照这个标准加入含蛋白质的食物。除了增加蛋白质，午餐还应注意多样化，食物种类应在 5 ～ 6 种，像杂粮米饭、西蓝花炒虾仁胡萝卜、鳕鱼豆腐汤、橙子这样的饮食搭配，就比较适合学龄前儿童的午餐。需要注意的是，学龄前儿童午饭后要至少活动 20 分钟以上才能午睡，饭后立刻午睡会影响身体健康。

学龄前儿童的晚餐则建议减少蛋白质和脂肪的摄入，保持八分饱即可，因为儿童晚上的运动量相对较低，吃太多不利于消化。香菇牛肉粥、清炒娃娃菜、豌豆炒玉米等都比较适合用作晚餐。

另外，学龄前儿童需要养成自主进食的好习惯，不建议像婴幼儿时期一样由家长喂食，应鼓励学龄前儿童学习用筷技能，这不但有利于增加儿童进食兴趣和培养自信心及独立能力，还能促进儿童手部精细动作及运动协调功能发育。

酸碱平衡，简单烹饪

儿童体内酸碱不平衡就容易引发各种疾病。酸性体质的孩子更容易感冒、手脚发凉、伤口难愈合、易疲劳、记忆力下降。我们保持膳食平衡时，要尤其注意酸碱平衡，不要过多给儿童食用肉类，这类酸性食物容易导致儿童体内偏酸性。给孩子的食物品种宜多、宜杂，要荤素浓淡平衡搭配，切忌只吃荤菜不吃素菜。

另外，要注意培养儿童清淡口味，过多食用调料和食品添加剂对儿童身体有害。在给学龄前儿童烹调食物时，建议尽量保持食物的原汁原味，少油、少盐、少添加调料，尽量选择天然香辛料（指具有香、辛、麻、辣、苦、甜等气味的天然植物调味品），比如葱、姜、蒜等，或者番茄汁、柠檬汁这样的天然食材进行调味。烹调时也建议少用烤、煎、油炸的烹调方式，而选择蒸、煮、炖等更健康的烹调方式。

保证奶类和水的摄入，选择健康零食

学龄前儿童处于骨骼生长关键期，每天仍需保证摄入 300 ～ 500 毫升奶或相当量的奶制品，这可以为儿童骨骼提供足够的钙质。奶制品可以选择鲜奶、酸奶、配方奶粉、奶酪等，在早餐或三餐之间的加餐时食用都比较合适。

除了奶制品，保证足量饮水也十分重要。学龄前儿童运动量大，新陈代谢比较旺盛，身体对水的需求量也比较大，须每天保证儿童摄入 600 ～ 800 毫升水，才能满足其日常身体需要，且建议多喝白开水，不喝或者少喝饮料。

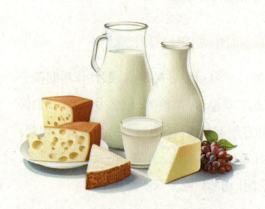

另外，零食是很多儿童的最爱，我们可以选择一些健康零食作为正餐之外的能量补充，但不宜过多，要以不影响正餐为原则，在两餐之间加零食。建议选择水

果、坚果、奶制品等健康零食给孩子食用，避免安排巧克力、膨化食品、油炸食品等食物，尤其不建议给儿童饮用碳酸饮料，过多饮用碳酸饮料会让孩子摄入过量糖分而导致肥胖等症状，碳酸饮料中的色素、香精等成分也有引发孩子多动症的风险，且饮用过多碳酸饮料，会导致孩子食欲下降，正餐时不能正常进餐，久而久之就会造成儿童营养失调，可谓有百害而无一利。

　　总之，学龄前儿童在饮食选择方面，保证养成膳食均衡、酸碱平衡，适当喝奶、充足饮水、吃健康零食等好习惯，就能更好地保证孩子的饮食健康和茁壮成长。但每个儿童身体素质存在差异，我们也不可以过于教条地安排饮食，要结合儿童实际体重、消化能力、饮食偏好来调整，才能让孩子吃出健康，吃得开心。

青少年对营养的特殊需求

　　处于青春期的青少年身体发育旺盛，正处于快速生长时期。这一阶段的青少年在生理、心理方面都发生着一系列的变化，身体向成熟发育的过程需要更多能量和营养，所以这个阶段青少年的饮食也需要区别于儿童和成人时期，要摄入更多营养，以供生长发育特殊时期的需求。

　　根据青少年年龄和生长发育特点，在为青少年安排膳食时需要注意以下几点。

　　青少年对优质蛋白需求量更大。青少年身高、体重、

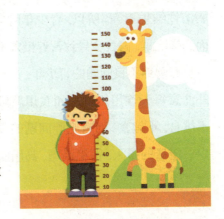

身体器官的发育都需要蛋白质，一般 12～15 岁青少年一天需要补充 80～85 克蛋白质，而 16～18 岁青少年则需要每天补充 85～100 克蛋白质，才能满足其生长发育需要。

青少年需要补充大量维生素。维生素是人体生理功能调节的重要物质，对维持身体正常生长也至关重要。为避免青少年发育迟缓和体弱多病，需在饮食方面多补充含有维生素的食物。

青少年处于身高、骨骼等方面快速生长发育时期，缺少钙、铁、碘等营养素，都会引起疾病，如缺钙会影响骨骼发育、缺碘会导致甲状腺疾病、缺铁会导致少女贫血等，所以，青少年膳食要注意丰富性和多样性，为身体补充足够的营养素。

根据青少年身体发育时期特殊营养需求，在平衡膳食和科学营养方面，遵循以下饮食推荐，能更好地促进青少年健康成长。

多补能量，饮食杂而不偏

青少年生长过程对蛋白质和能量需求大，饮食上需注意多补充牛羊肉、鸡肉、鱼肉、虾、蛋等动物性食物，这类食物比植物性食物蛋白质含量高，能为青少年身体发育提供更多蛋白质、钙、磷和脂溶性维生素等。所以，青少年时期千万不能一味追求身材苗条而选择吃素，偏食会导致营养摄入不足。

有营养不良问题的青少年，饮食中要增加动物性食物的摄入，并注意每天饮用奶制品和食用新鲜的水果和蔬菜，三餐要定时，不挑食、不偏食。而有肥胖问题的青少年，则要调整饮食结构，减少总能量的摄入，拒绝高糖、高脂肪、高能量食物的摄入，保证饮食多样化。

补充维生素，保护视力

青少年生长发育阶段，也正是学习压力较大的时期，平时用眼比较多，补充维生素和矿物质时，除了考虑骨骼发育、女生易贫血等方面问题，更要关注饮食对视力的保护，多吃有利于视力的食物，并且养成良好的用眼习惯。

叶黄素、维生素 C、β- 胡萝卜素、玉米黄素、DHA（即二十二碳六烯酸，一种多不饱和脂肪酸）等营养素都对保护视力有帮助，适宜在饮食中适当补充。含上述营养的食材，如，洋葱、菠菜、菜花中富含叶黄素；葡萄柚、橙子、猕猴桃、鲜枣中富含丰富的维生素 C；胡萝卜、苹果、南瓜中富含 β- 胡萝卜素；玉米、南瓜中富含玉米黄素；而鲑鱼、三文鱼等深海鱼中富含 DHA，将这些食物加入青少年每日饮食中，都有利于保护视力，并为青少年身体成长发育提供营养。

拒绝垃圾食品，养成健康饮食习惯

青少年大多喜欢吃一些油炸类、膨化类零食，且对高糖、高能量的饮料比较偏爱，但这些"垃圾食品"不但本身没有营养，而且会影响人体对健康食物中营养物质的吸收。例如，果冻等零食中含有山梨酸钾、柠檬酸等食品添加剂，会抑制人体对钙的吸收；炸鸡等油炸食品容易产生致癌物；腌制菜含盐量过高，会导致人体肾脏、心脏的负担加重；薯片等膨化食品含有反式脂肪酸，很难被人体代谢掉，容易导致心血管疾病，所以，青少年应拒绝这些"垃圾食品"，养成健康的饮食习惯，多食用奶制品、水果、坚果等能提供优质营养的食物。

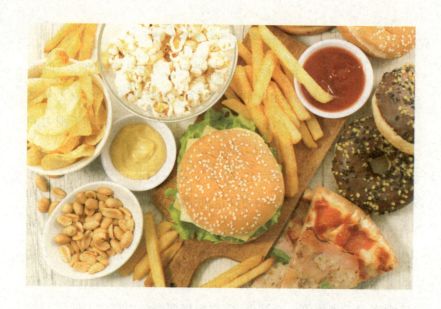

  总之，青少年时期的膳食调配要注意一日三餐定时、定量，平衡补充营养素。多补充优质蛋白和能量，不宜完全吃素；多吃含有维生素 A、维生素 C 等维生素和铁、钙等矿物质的食物，拒绝"垃圾食品"，适当在三餐中间加一些健康零食，这些都是既满足营养需求，又比较科学的饮食方式。

孕妇膳食调养与饮食禁忌

  孕妇膳食调养与一般人相比的主要差别在于，孕妇饮食所供给的营养不但要满足母体自身的营养需求，还要供给胎儿生长所需营养。如果孕妇不能及时补充营养，胎儿就会从母体中汲取营养，导致孕妇身体中的蛋白质、钙、铁等营养素被"抢走"，就可能导致孕妇出现营养不良、贫血、骨质软化、免疫力弱等一系列健康问题，而且营养不足不但影响孕妇自身健康，还可能导致胎儿在发育过程中出现身体、智力方面的问题。所以，孕妇在怀孕期间注意膳食调养和营养补充，对母亲和胎儿的健康都至关重要。

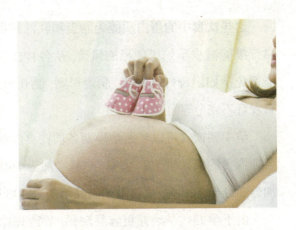

　　孕妇平衡膳食与一般人所需营养类型相似，都需要补充蛋白质、脂肪、碳水化合物、维生素、矿物质等，只不过对各类营养所需的量有所不同，需要根据孕妇身体情况和孕周期进行调整。我们日常饮食中补充五大营养素的食物类型具有相似性，下面根据孕妇的身体特点，具体推荐孕期女性可以摄入的食物，以及每种食物的推荐摄入量。

孕期食物推荐及摄入量参考

　　由于孕期的不同阶段所需营养不同，需要摄入的食物量也要有所调整，我们可以将孕期分为孕早期、孕中期、孕晚期来调配饮食。

　　孕早期每日食物摄入量建议：每日 250 ～ 400 克的谷薯类食物，其中最好是全谷物和杂豆类 50 ～ 150 克、薯类 50 ～ 150 克；鱼、禽畜肉、蛋类每日摄入 120 ～ 200 克；蔬菜每日摄入 300 ～ 500 克；水果每日摄入 200 ～ 350 克；大豆类及坚果类每日摄入 25 ～ 35 克；奶类每日摄入 300 克；食用油每日摄入 20 ～ 30 克，含碘食盐每日 5 克以内。

这些饮食中的蛋白质能为胎盘和乳汁提供营养，果蔬中的膳食纤维能减少孕妇患便秘的风险，从各种饮食中补充的维生素，能避免孕妇出现妊娠中毒、胎盘早剥，胎儿出现生殖畸形和心血管发育不完全等问题。

孕中期饮食可以参照孕早期各项饮食内容，但需要调整每日各项饮食的摄入量，鱼、禽畜肉、蛋增加为 150 ～ 250 克，水果增加为 300 ～ 400 克，奶类及奶制品增加至 400 克。

由于孕妇在孕晚期更容易缺钙，导致脚抽筋等问题，而部分孕妇会有血糖不稳定等情况，所以在水果和奶制品的摄入量上有所调整。参照孕中期，可将水果摄入量降低至 100 ～ 250 克，将奶类饮用量提高到 500 克，可为孕妇补充更多钙质，且减少糖的摄入。

适当进补，长胎不长肉

很多孕妇认为孕期就需要大量进食，长胖才能证明营养补充得好，这种观点其实存在误区。孕期可以适当补充营养，增加体重，保证母体和胎儿的营养供给，但是不能无限制地超量饮食。过度饮食会造成孕妇身体负担过重，容易引发妊娠期糖尿病等疾病。所以，孕期最好的饮食效果是"长胎不长肉"，摄入的营养充足而不过量，因为过量的营养并不能被胎儿吸收，反而会在母体中转化为脂肪，对胎儿和母体均无益处。

一般孕中期是胎儿生长较快的阶段，孕晚期是母体大量储存营养的阶段，建议这两个阶段的孕妇，可以多吃下面这几种食物。

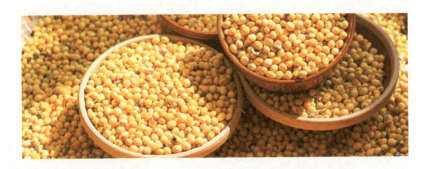

黄豆——可以补充钙质，缓解孕期女性钙流失问题，且有促进消化、降糖降脂的作用。

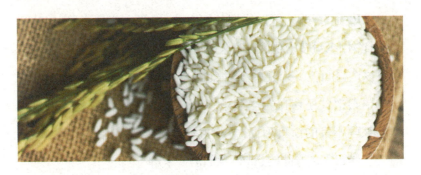

糯米——食用后能缓解妇女妊娠之后产生的气短乏力、腰腹坠胀等。中医认为糯米是补脾暖胃、补中益气的佳品。

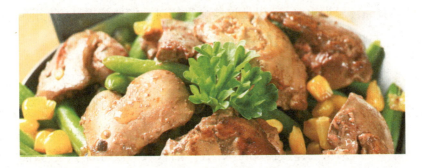

动物肝脏——动物肝脏含维生素 B_2，孕妇缺乏维生素 B_2 可能导致孕中期有唇炎、舌炎等问题，且容易导致胎儿早产。适当

食用动物肝脏，除了可以补充脂肪和蛋白质外，还可以补充维生素 B_2，能避免孕妇由于缺乏维生素 B_2 而导致的病症。

苹果——孕妇食用苹果可以补充维生素，苹果还有补心润肺、生津解毒的功效，能缓解孕妇的妊娠反应。

少食多餐，科学忌口

因为女性怀孕后，体内激素水平会发生较大变化，很多孕妇在孕早期会有孕吐现象，正常三餐饮食存在困难。这时候不必过度追求每餐的食量，可以根据孕妇口味，选择一些易消化、口味清淡的食物，少量多次进食，以保证每天摄入营养总量充足。孕妇早餐可以选择面包、馒头、饼干等食物，对缓解孕吐有帮助。

孕妇饮食还存在一些禁忌，需要女性在怀孕期间忌口，改掉以前某些不良的饮食习惯，才有益于孕妇自身和胎儿的健康。下面一些孕妇饮食方面的禁忌，我们需要了解一下。

怀孕期间，孕妇应忌寒凉的食物，忌腥膻；忌过量食用辛辣食物；忌咖啡因、酒精类饮品；忌食用添加剂、防腐剂、色素过多的食品；忌烟熏食品。以上这些食品都对孕妇血液循环、营养吸收、胚胎发育等有不良影响，最好少吃或不吃。

产后营养搭配与科学瘦身

生产对女性体力消耗巨大，在产后很长一段时间里，产妇都会处于比较虚弱的状态，且多数产妇还需要哺乳，身体对营养的需求量更大，所以产后饮食营养搭配同样要保证质量高、数量足、

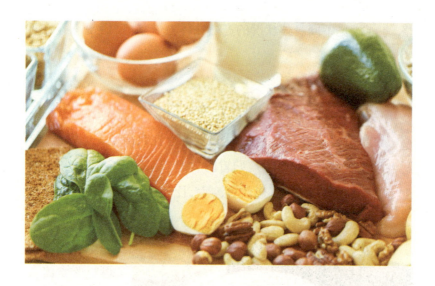

种类多、不过量，合理进食，才能保证产妇身体恢复和哺育婴儿两方面的需求。

医学研究表明，产妇在生产后的一个月，每日饮食需要保证摄入下面这些营养和能量：热量每日约需 3200 千卡，蛋白质 90～100 克，维生素 A1300μg RAE（国际单位），维生素 C150 毫克，维生素 B_1、维生素 B_2 各 1.5 毫克，钙 1000 毫克，铁 24 毫克，烟酸 15mgNE（国际单位）。

这些营养数据看起来可能不够直观，我们可以根据产妇生产后一个月所需营养素和能量制订一个简单的一日食物量摄入计划：谷类（粗细搭配）225～275 克，鱼、禽畜肉（含动物内脏）类 175～225 克，牛奶 300～500 毫升，绿叶蔬菜 400～500 克，水果 250～350 克，豆制品 25 克。每天按照这个饮食标准，就能够满足产妇恢复和哺乳方面的营养需求。

除了以上强调的对产妇基础膳食平衡、营养补充的保证外，产后营养搭配还需根据产妇的具体情况，做饮食细节方面的调整, 才能满足不同身体状况的产妇在体力恢复、产后瘦身等方面的不同需求。

顺产产后饮食营养搭配

顺产生产后两天内, 新妈妈可能会存在食欲不振的情况, 这两天可以少吃多餐, 减少产妇胃肠负担, 尽量吃一些清淡、易消化、高营养的食物, 可以以流食为主, 比如牛肉汤、猪蹄汤、鲫鱼汤等。而产后

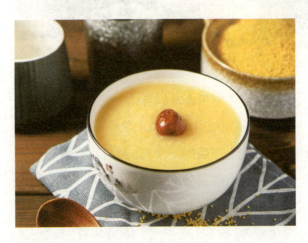

3～5 天, 则可以改食流食为食半流食, 这阶段需要补充营养, 可以在饮食中加入一些蛋花汤、面条、粳米粥、小米粥等营养且易消化的食物。生产一周以后, 产妇就可以恢复正常饮食, 但是要注意, 以少盐、清淡为宜, 食物种类要保证平衡多样, 不建议吃过多补品进补, 还应遵循 "膳食平衡宝塔" 进行饮食调配。

剖宫产产后饮食搭配

相比于顺产的产妇, 剖宫产的产妇可能存在失血较多、术后恢复慢等问题, 在饮食方面更需要注意。剖宫产的产妇术后 6 小时内需禁食, 这一阶段产妇身体中的麻醉药尚未完全失效, 肠胃正

常功能受麻醉药影响，需产后 6～24 小时再补充食物。产后 1～2 天，胃肠功能逐渐恢复，可以先喝一些萝卜汤，促进产妇胃肠蠕动和排气、通便。

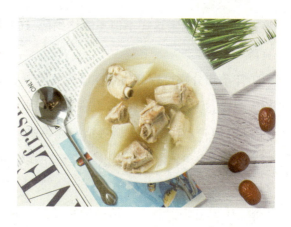

经过 2～3 天的产后恢复，剖宫产的产妇可以改吃半流食，之后的饮食与顺产的产妇相同即可。

如果产妇存在失血较多的情况，为预防贫血等症状，可以给产妇在膳食中多加瘦牛肉、菠菜等食物，这类食物含有丰富的铁元素，能够防止产妇出现贫血症状。

哺乳期膳食推荐

大多数产妇在生产后都要面对哺乳问题，为促进乳汁分泌，乳母需要增加优质蛋白的摄入，如动物肝脏、牛奶、深绿色蔬菜、豆制品等食物，主要为了补充蛋白质、维生素 A、维生素 C、钙、钾等营养素。

由于乳汁中碘的含量与婴儿智力发育有关，缺碘会影响婴儿的智力发育，所以建议哺乳期女性可以增加扇贝、虾、海带、紫菜等食物的摄入，这些食物都含有碘，一般一周进食一两次即可。

产后科学瘦身

很多女性都希望产后能够尽快恢复苗条身材，于是选择节食等方式瘦身，其实这样不但不能达到瘦身的目的，还对身体十分有害。

怀孕和分娩过程会让女性体内各项生理功能、内分泌等发生巨大变化。怀孕生产过程中，女性胃肠受到子宫挤压，消化能力受到影响，且产后内分泌失调等情况都导致身体很难像孕前一样正常消化、吸收和转化食物提供的营养。所以，要想让身体快速恢复到产前状态，不但不应该节食，反而需要补充充足的营养，调节内分泌，让胃肠等器官循序渐进地恢复到产前水平，体内器官正常运作、内分泌恢复平衡状态之后，才能逐渐恢复苗条。

建议女性产后每天摄取的热量不低于 1200 卡，如在哺乳期，则不建议摄入热量低于 1700 卡。减重以膳食平衡，减少食用过多油炸食物、甜食、肥肉，再加上适当的运动。可以在产后 6 周左右开始，每天进行散步、跑步等有氧运动，从 15 分钟逐渐增加至 45 分钟，养成规律运动习惯，将减重节奏控制在每周 0.5 ～ 1 千克为宜。

像这样进行健康减肥，从饮食和运动上双向调节，才能帮助产妇在保证哺乳、身体功能恢复的基础上，实现健康瘦身，恢复孕前状态。

男性各阶段的营养需求

膳食搭配的关键是适用性。不同性别、不同年龄，甚至不同工作群体的人，在膳食平衡搭配方面也有所差异。我们可以根据男性所处的不同年龄段所需的营养特点，为自己或家人进行膳食调配。

青春期男性的营养需求

青春期男性需要补充更多食物以保证身体获得足够的热量和能量，这个年龄阶段的男性正处于身体快速生长发育的时期，随着身体基础代谢的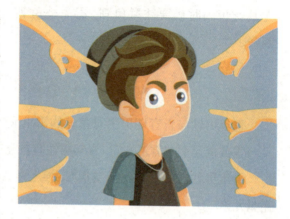增加，青春期男生需要补充更多的蛋白质、碳水化合物、维生素和矿物质。建议这个阶段的男生每日摄入谷薯类主食不应少于500克，在饮食搭配方面需要动植物食物搭配食用，保证从牛肉、鸡肉、鱼肉等食物中摄取充足的蛋白质，同时多吃海产品、蔬菜、水果，以保证 B 族维生素的摄入。

此外，青春期男生普遍喜欢油炸食品、汉堡、甜品等不太健康的食物，且这个阶段男生食欲旺盛，很容易饮食过量。这类食品不但容易伤害脾胃、引发肥胖，还可能增加青春期男生在成年后患心血管疾病的风险，需要注意少吃这类高油、高糖的食品。

另外，青春期男生正处于变声期，咽喉和声带比较脆弱，为保护咽喉和声带，饮食需注意三点：第一，少食用刺激性食物，比如辣椒等，注意保护咽喉和声带，避免食物对其产生刺激；第二，适量饮水，水可以帮助清除口腔分泌物，减少口腔和咽喉中产生细菌，防止发生咽炎；第三，养成细嚼慢咽的习惯，细嚼慢咽也是为了保护咽喉和声带，干燥、粗硬的食物都可能损伤咽喉，男生处于变声期可以在饮食方面选择精细和质软的食物，尤其吃鱼的时候要注意鱼刺，避免被鱼刺、鱼骨一类异物划伤咽喉。

青年男性的营养需求

青年男性与青春期男生对营养的需求大致相当，但在维生素及一些微量元素的需求方面，青年男性有自己的特点。

青年男性需要多补充维生素C、维生素A、精氨酸及锌、铬等微量元素。

维生素C能提高青年男性的免疫力，在预防心脏病、脑卒中、不孕不育方面有一定功效。番茄、青辣椒等蔬菜，葡萄、橙子、猕猴桃等水果中，均含有维生素C。

维生素A在强身健骨、保护视力、提高免疫力、抗癌等方面有辅助作用。可以通过胡萝卜、动物肝脏、奶制品、杏、甜瓜等食物来补充维生素A。半碗蒸胡萝卜所含维生素A就能满足一个青年男性一天对维生素A的需求量。

精氨酸则有助于增强青年男性性功能，有生精的作用。平时

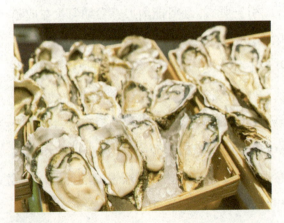

可以吃一些豆皮等豆制品、鳝鱼、海参、章鱼、鳗鱼等海产品，以及花生、芝麻、核桃等食物来补充精氨酸。

锌能促进性激素生成，对男性性

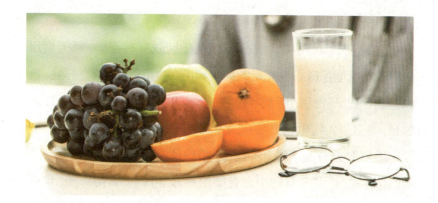

功能有帮助。大豆、粗粮、蛋、海产品等食物中都含有锌可以适量多吃一些。如果有少精、精子畸形、性功能减退等方面困扰的男性，可以食用一些锌元素补充剂，每天摄入 7.5 毫克的锌，就能满足青年男性身体对锌元素的需求。

铬元素对降低青年男性体内胆固醇含量，促进新陈代谢，减少脂肪有帮助。有运动和健身需求的青年男性可以适当补充铬，有助于增肌减脂。普通男性每天至少需要 30 微克铬，运动健身的人则需要 100～200 微克。青年男性可以通过服用强化铬的药剂等方法补充铬元素。

中年男性的营养需求

中年男性和青年男性在饮食方面的营养需求相似，在平衡膳食和摄入足量蛋白质、碳水化合物、脂肪等营养素的基础上，也都需要通过饮食，侧重补充维生素 C、维生素 A、精氨酸、锌等微量元素，但中年男性的生活和饮食压力更大，因为一些人有吃喝应酬方面的需要，不良的饮食习惯，容易导致身体营养失衡，更容易患上一些疾病，所以在饮食营养补充方面，还要注意多补充维生

素 B_6 和维生素 E、镁等营养素。

维生素 B_6 对预防肾结石、皮肤癌、膀胱癌有帮助。每天食用两根香蕉就能保证摄入充足的维生素 B_6，食用鸡肉、动物肝脏、鱼肉、葵花子、马铃薯、鳄梨等食物，都能补充维生素 B_6。但需注意的是，每日摄入维生素 B_6 的量要控制在 1.6 毫克以内。

维生素 E 有助于降低胆固醇、清除体内杂质、预防白内障。杏仁、山核桃、花生等食物中含有维生素 E，可以多食用一些，也可以直接补充维生素 E 胶囊，保证每日摄入 14 毫克，就能满足人体需要。

男性步入中年，身体状况过了巅峰期开始逐渐下滑，冠心病、高血压、糖尿病等疾病也随之而来。因为镁元素对调节人的心脏活动、降血压等方面有促进作用，且有助于提高男性生育能力，日常饮食可以多吃一些包括大豆、核桃仁、燕麦片等食物来补充镁元素。像烤白薯、花生酱、豆类、坚果、绿叶蔬菜、海产品中也都含有比较丰富的镁元素，日常也可以多食用一些。

老年男性的营养需求

相比中青年男性的强健身体，老年男性在消化功能、免疫功能等方面都有所下降。针对老年男性的身体情况，饮食中营养补充除了要像中青年男性一样平衡膳食，补充必需矿物质、微量元素，还要注意补充 B 族维生素（维生素 B_1，维生素 B_2，维生素 B_6，维生素 B_{12}）及钙质。

维生素 B_1 摄入不足会导致人出现情绪抑郁、注意力不集中、全身无力、食欲不振、皮肤异常等症状，老年男性可在饮食中加入糙米、核桃、黄豆、营养酵母，这些都可以补充维生素 B_1。维生素 B_2

和维生素 B_6 作为人体多种酶的辅酶，摄入不足会导致免疫功能下降，老年男性可在饮食中适当加入豆类、牛奶、番茄、胡萝卜来补充这两种维生素。而补充含有维生素 B_{12} 的食物，可以食用如动物肝脏、鱼肉等，能避免老年男性出现脊髓病变、记忆力减退等疾病。

老年男性的身体对钙的吸收能力减弱，导致钙的代谢能力变弱，容易出现骨质疏松、骨骼脱钙等情况，所以老年男性也需补充钙质。老年男性在饮食营养调配上，可以多吃含钙高且易吸收的食物，比如鸡蛋、猪骨头、奶及奶制品、豆类及豆制品、虾米等。另外，大枣、柿子等果干食品中也含有钙，可以当作日常零食食用。

食不在多而在于精，男性要在不同年龄阶段针对自身的身体情况特点合理调配饮食，用食物弥补身体生长发育、消耗亏损上的不足，才能日积月累，吃出强健体魄。

第五章　属于你的健康饮食营养方案

少吃多餐，养成好的饮食习惯

　　每个人的饮食偏好各有不同，有人喜欢苹果、橙子，有人喜欢香蕉、杧果，没有哪种饮食习惯是最好的，我们只需要根据自己的身体状况、饮食爱好等因素，遵循膳食平衡原则，搭配更适合自己的饮食方案，就能吃出健康好身体。

　　在健康养生方面，仍有一些更科学的普适性饮食方式，我们每个人都应该学习。如果日常能坚持这些好的饮食习惯，那么饮食养生对我们而言，将变得更容易。众多好的饮食方式中，"少吃多餐"是值得我们提倡的饮食养生法之一。

　　一日三餐是人们普遍认同的一种饮食定律。很多人认为在三餐之外增加进食次数容易导致肥胖，对健康不利。然而，事实却并非如此，只要保证人体摄入的总热量不变，将一日三餐调整成一日四餐或五餐，反而对健康更有益。

　　中医很早之前就有关于少食多餐的论述。药王孙思邈曾主张："先饥而食，先渴而饮，食欲数而少，不欲顿而多。"意思是，在感到饿之前吃东西，在感到渴之前饮水，进食的次数多，摄入的食物量就少，进食的次数少，摄入的食物量就多。总结来说，就是告诫人们不宜饱食，应以少食多餐为宜。

研究表明，一天四到五餐的"少吃多餐"模式，对人体健康的好处主要有三方面。

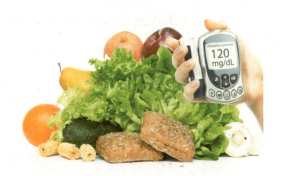

第一，能有效减轻肠胃负担。一次进食量大，胃部受到的压力就会比较大，胃蠕动负担较重，不利于消化，而少食多餐，每次进餐的数量少，胃蠕动压力减小，但由于进餐次数增加，人体摄入的总营养量是不变的，反而能提高身体对食物的消化吸收能力。

第二，有利于血糖稳定。人体血糖会因为进食情况而产生波动，一般饭后 1 小时内血糖会迅速上升，再过 2～3 小时才开始回落，并逐渐恢复正常。如果一顿饭吃得过饱，容易导致血糖持续上升，无法在 3 小时内恢复正常，对人体健康有较大的负面影响，而少食多餐能让血糖波动幅度减小，更有利于血糖的稳定。

第三，少吃多餐有益于强化人的大脑功能。人的大脑所需能量主要由葡萄糖供给，我们日常饮食中摄入的碳水化合物经肝脏转化为葡萄糖，每餐仅能为大脑提供 30～40 克葡萄糖，这无法满足大脑对能量的需求，而少吃多餐可以增加食物转化为葡萄糖的速度，提高为大脑提供能量的次数，有助于改善大脑功能。

针对少吃多餐是否会导致人发胖的问题，曾经有人做过调研，而调研结果表明，控制饮食总量而增加进餐次数，不但不会导致肥胖，还有助于减肥。因为少吃多餐有助于人体更好地吸收热量，食物的热量被充分利用起来，就不容易转化为脂肪而囤积在体内了。

科学健康地少吃多餐，可以在正常一日三餐之外适当加1～3餐，加餐食物并不用像正餐那样正式和丰富，只需简单地选择如奶类、水果类、坚果类食物即可。让你的身体不要感到特别饥饿或太饱，保持和缓、稳定的饥饱状态，才是更为健康的状态。

基于人体的新陈代谢规律，养成少吃多餐的饮食习惯除了一日三餐的正餐时间吃八分饱外，我们可以将加餐的时间安排在10：00，14：00—15：00，以及20：00—21：00。

10：00，经历大约两个小时的学习、工作后，体力和能量都有所消耗，可以补充一些低脂肪的碳水化合物，一根香蕉、一小块苹果，都是很好的选择。

14：00—15：00，距离午饭和晚饭时间差不多都有两小时左右，此时正是人体葡萄糖含量最低点，可以补充一些坚果、蔓越莓干、橙子等食物。

20：00—21：00，在睡前少量进食，如喝一杯牛奶，或吃一小块香蕉，既能补充能量，又能提高睡眠质量。

虽然少吃多餐是一种值得学习的健康饮食方式，但需要注意的是，少吃多餐并不是提倡要频繁进食，而是要有规律、有节制地健康进食，让身体一直处于不饥不饱的状态，才是对身体最有益的饮食方法。

主食加粗粮，饭前喝汤不长肉

我们可能都听过，在主食里加些粗粮，吃了对身体更好，以及"饭前喝汤不长肉"这些饮食小技巧。那么，这些说法到底有没有科学依据，我们又该怎样吃才能让营养吸收得更好、吃得更健康呢？这些"民间饮食技巧"到底有没有科学依据呢？

为什么主食里加粗粮有利健康

与我们常吃的大米、白面等细粮相比，粗粮未经过精细加工，粮食中的天然营养成分没有被破坏，能为人体提供更多的 B 族维生素和膳食纤维；一些粗粮还对肠胃功能有帮助，且含有一定药用价值。我们常见的燕麦片、小米、高粱、玉米等谷物类及各种干豆类、块茎类都属于粗粮。

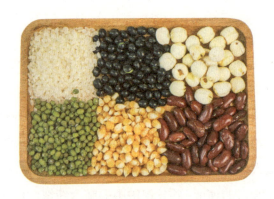

主食中加入粗粮对身体健康有好处，其实主要体现在以下几个方面。

首先，主食中加粗粮，粗粮中的膳食纤维能促进胃肠蠕动，通过肠的蠕动，能帮助人体排出致癌因子，减少胆固醇的吸收，预防冠心病。

其次，一些粗粮具有药用价值，在一些慢性病防治方面占优势。比如，荞麦中的某些成分对高血压和糖尿病有防治作用，绿豆有清凉解暑、消肿利尿的作用。

最后，粗粮防治慢性病的天然优势是它比细粮消化慢。摄入过多细粮时，胰腺需要快速分泌胰岛素来分解这些细粮产生的糖，会导致胰腺负担加重，血糖上升，易引发糖尿病，而粗粮因为消化得较慢，能给胰腺预留足够的时间来分泌胰岛素，进而分解转化食物中的糖，这就能大大减轻胰腺的工作压力，而且粗粮中的蛋白质和碳水化合物比细粮少，不容易导致营养过剩及能量都转化成脂肪的情况，这样就能较好地预防脂肪肝和高脂血症。

由此可见，主食加粗粮，吃了更健康并不是"民间传说"，我们也可以养成这种有益健康的饮食习惯。

粗粮怎么吃更健康

有人会问：既然粗粮好处这么多，我们把主食全变成粗粮不就好了？

这种想法也是错误的，如果食用过多粗粮，不但对健康无益，还可能造成消化不良、胃痛、腹胀等问题。这主要是因为，粗粮虽然可以减缓人体对糖类和脂肪的吸收，但同时也会影响人体吸收蛋白质和矿物质的速度，并且粗粮中的膳食纤维含量高，不易消

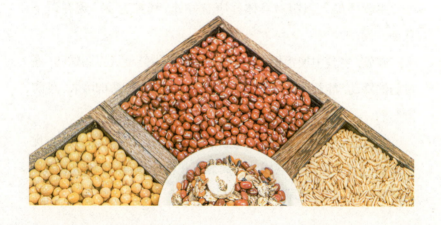

化，过多食用可能会给肠胃造成一定负担。像小孩、老人、胃肠功能弱的人群，就不宜过多食用粗粮，否则可能会因为消化吸收得不好而导致营养不良。

凡事过犹不及，食用粗粮适量就好，粗细搭配才能更好地发挥每种粮食的互补、互促的功效，让粮食中的营养更全面地被人体吸收。

一般每周吃 3～4 次粗粮比较适宜。吃粗粮时可以粗细搭配，将粗粮和细粮混着食用，这样不仅能提升食物口感，也能让每日膳食摄入的营养素更加平衡。如今，粗粮食品的品种也有很多创新和改良，像南瓜粥、玉米窝窝头、小米糕等都是很好的主食选择。我们还可以将粗粮加入菜中，如牛肉炖土豆、玉米炖排骨、芋头排骨汤等，都是补充粗粮的好办法。这样食物搭配着做，也能吃出美味、吃出健康。

为什么饭前喝汤好处多

有这样一种说法，"饭前喝汤，苗条健康；饭后喝汤，越喝越胖"，这是为什么呢？

虽然汤都是同一道汤，但是饭前喝汤，汤可以充当"润滑剂"，帮助我们润滑口腔、滋润食管，有效防止粗糙、干硬的食物刺激消化道黏膜，且被汤稀释和浸润的食物更容易消化吸收。另外，饭前喝汤能抑制食欲，增加饱腹感，自然越喝越苗条；饭后喝汤则会冲淡胃液，削弱胃的消化吸收功能，而且人的食欲中枢兴奋时有延迟效应，在饥饿的时候会更兴奋，人的食欲也更高涨，当大脑感受到饱腹感时，其实人体摄入的热量已经超标，这时候放下筷子再喝汤，长胖也是必然的事情。

怎么喝汤更健康

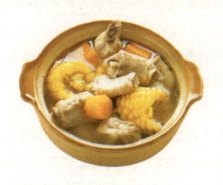

既然饭前喝汤好处多，那我们要选择什么汤才更有利于健康养生呢？

好汤靠好料，在选择煲汤材料时，应该尽量选择脂肪含量较低的食材，比如鱼、虾、瘦肉、玉米、萝卜等，因为低脂食材煲汤能有效预防肥胖，而如果想用一些高脂食材煲汤，比如排骨汤、猪蹄汤等，可以先将食物炖一会儿，把炖出来的油脂撇干净后，再加入其他食材来煲汤，这样就能减少不必要的脂肪摄入。

另外，由于人体对溶解于汤中的营养物质吸收得更快、更好，所以每次饭前喝半碗到一碗汤就可以，喝太多汤会导致人体摄入过多的热量，也影响后续的饭量，反而不利于保持健康。

奶制品与豆制品补充蛋白质

食物中的蛋白质能为人体提供能量和必需氨基酸，是人机体运转的必需营养物质。人体摄入的蛋白质可以分为动物蛋白和植物蛋白两大类，这两类蛋白质都是机体运转所必需的。人体中有些器官既需要植物蛋白，也需要动物蛋白，两者兼备才能保证这些器官的正常工作，比如人的大脑，就是依靠植物蛋白和动物蛋白的双重加持，才能灵活运转。所以，我们日常饮食中要注意补充不同类型的蛋白质，除了禽畜肉、鱼、虾、蛋类等荤食，奶制品和豆制品也是我们补充蛋白质的好选择。

奶制品营养价值高

市面上常见的奶制品种类十分丰富，像牛奶、羊奶、酸奶、奶酪等，都很容易购买到，并且日常食用起来相对方便快捷。奶制品具有较高的营养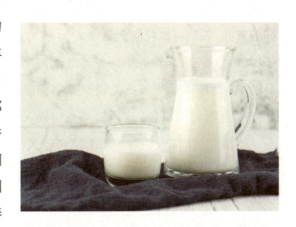价值，且易被人体吸收，人体所需的优质蛋白、钙质及很多矿物质，都可以通过奶制品摄取，每天食用一定量的奶制品，对人体的健康有很多好处。

以牛奶为例，牛奶中蛋白质的平均含量大约为 3.3%，其主要成分是乳酪蛋白、乳球蛋白、乳白蛋白等，而且这些蛋白质所含必需氨基酸的比例与人体需求接近，所含脂肪也主要是液态乳脂，更利于人体吸收和利用。此外，牛奶中含有丰富的钙，每 100 毫升牛奶中的含钙量大约有 100 ～ 110 毫克，牛奶中钙的吸收利用率也高于其他食物。除了钙之外，牛奶中还含有丰富的铁、锌等矿物质和维生素 A、维生素 D 等维生素，而牛奶中的乳糖则能有效促进这些物质被人体吸收。

每日 300～500 克液态奶如何摄入

营养学家建议每日摄入 300～500 克液态奶, 就能满足人一天对奶制品营养的需求。然而奶制品的种类有很多, 我们不一定只喝牛奶, 像酸奶、炼乳、奶粉、乳酪等奶制品, 也能为人体提供相同的营养, 我们可以互换食用。

例如, 每天早晨饮用200～250毫升牛奶, 午餐后加100～125毫升酸奶, 就能满足一天摄入奶制品的标准。儿童也可以将炼乳、奶酪等食物加入早餐, 这也是补充奶摄入量的好方法。

值得注意的是, 肥胖人群为避免摄入过多脂肪, 可以选择脱脂牛奶, 而我们在饮用奶制品时, 不要加入太多糖或者盐调味, 因为高糖、高盐都不利于健康。

有人可能有这样的烦恼:"我乳糖不耐受, 喝不了牛奶, 怎样才能更好地补充蛋白质呢? "

其实, 我国乳糖不耐受（又称乳糖消化不良或乳糖吸收不良, 是指人体内不产生分解乳糖的乳糖酶的状态）的人群并不在少数。针对这类人群, 一方面可以在奶制品中选择酸奶、奶酪或者乳糖含量较低的奶制品, 并避免空腹饮奶, 就能缓解乳糖不耐受带来的影响; 另一方面, 这类人群也可以选择豆浆、豆腐等豆制品, 来补充植物蛋白。

豆制品中的蛋白质

豆浆、豆腐等豆制品不但是乳糖不耐受这类人群的蛋白质补充剂, 而且所有人群都可以适当食用豆类食品来补充植物蛋白。

豆类食物中含有丰富的蛋白质（即植物蛋白）, 其蛋白质含量是谷薯类的 2.5 ～ 8 倍，比牛肉等肉类都高，且豆类蛋白质中赖氨酸含量很高，能弥补谷类食物中赖氨酸这种必需氨基酸的缺乏问题，是谷类蛋白质理想的天然互补食物。因此，大豆（包括黄豆、黑豆、青豆）也有"绿色乳牛""植物肉"的美誉。每天食用豆类食物，既能避免肉类食用过多而导致的脂肪摄入超量，又能为人体补充必需氨基酸和植物蛋白，保证摄入足量营养。一般人每天摄入 25 ～ 35 克大豆或等量的豆制品比较适宜。

豆类食品如何食用，营养价值会更高

既然豆类食品有如此高的营养价值，我们如何将豆制品加入到餐桌更合适呢？

其实，豆类制作的食品类型十分丰富，除了可以直接食用黄豆、黑豆和青豆这类豆类原料外，我国还有上百种非发酵豆制品和发酵豆制品供大家选择。例如豆浆、豆腐、豆腐脑、豆腐干、豆腐皮、豆腐丝、腐竹等非发酵豆制品，以及豆豉、腐乳、豆瓣酱等发酵豆制品，都是豆类食物不错的选择。但需要注意的是，虽然

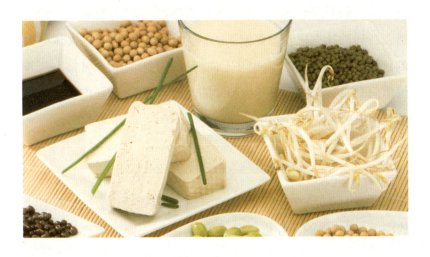

豆类制品营养价值高，但其嘌呤含量也较高，痛风患者不适宜多食用豆制品，需要控制好摄入量。

此外，不同形态的豆制品营养价值也有差别。例如，大豆制作成豆芽后，含有的维生素 C 会增多；经过发酵制作的豆制品（如腐乳），不但更容易被人体消化，且其中维生素 B_{12} 的含量也会增加。乳糖不耐受的人早餐可以用豆浆代替牛奶，豆浆的蛋白质含量与牛奶接近，能达到 2%～3%；豆腐丝含蛋白质量达 20% 左右，与牛肉所含的蛋白质含量相近；腐竹的蛋白质含量则能达 45%，与牛肉干中的蛋白质含量相近，这些豆制品都是豆类食品中比较好的品类。

吃对肉类，健康有保障

肉类含有丰富的蛋白质、脂肪、维生素和矿物质，为人体提供必需的营养物质，是人们餐桌上十分受欢迎的食物。脑力劳动者吃肉有助于强化记忆力，体力劳动者吃肉有助于补充能量，青少年吃肉有助于为身体发育提供充足的营养，老年人吃肉也有助于借蛋白质的补充来获得更饱满的精力。可以说，肉类为人体提供的营养价值是独特的。但也并不说，凡是肉类，吃进去就都有营养价值，只有选对健康肉、养成科学的吃肉习惯，才能让肉类食品的营养真正被人体充分利用。

不同肉类营养价值有什么区别

市面上常见的肉类有很多种，我们日常饮食也会经常吃不同的肉类，这些肉的营养价值各不相同。了解不同肉类营养价值的差异, 有助于我们在膳食搭配上选择更适合自己的肉类。

1. 最补铁的肉——猪肉

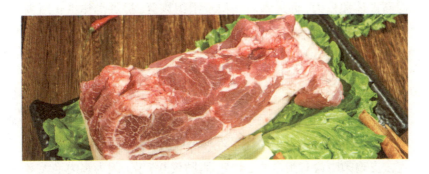

　　相比于其他肉类, 猪肉具有蛋白质含量少而脂肪含量高的特点。猪瘦肉中蛋白质含量较集中, 含有的血红蛋白也比较多, 能为人体补充铁元素, 对补血和预防贫血有帮助。但因为猪肉脂肪含量高的特点, 食用过多容易导致肥胖、高血脂等。

2. 最滋补的肉——羊肉

　　我们经常听人说, 冬天进补吃羊肉比较好, 这是因为羊肉性质偏温热, 有补精血、治疗肺虚、补虚抗寒、壮阳益肾的作用, 对患有气管炎、气喘、肺病的人有补益效果。羊肉还是冬季食疗滋补、强身健体的好食材, 但消化不良、咳嗽痰多、阴虚火旺等体热人群不适合吃羊肉, 容易加重症状。

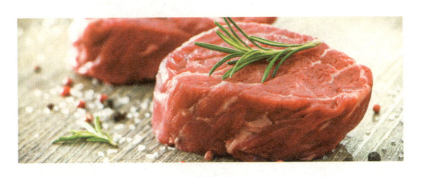

3. 最强身健体的肉——牛肉

牛肉中蛋白质的氨基酸组成更接近人体需要，对补充体力、提高人体免疫力、促进术后伤口及组织恢复、提供身体生长所需营养等方面都有益，是对强身健体有帮助的肉类。但牛肉也有胆固醇高、脂肪含量高和不易消化的特点，儿童、老人及胃肠功能弱的人需少吃。

4. 最少脂肪的肉——鸡肉

与猪肉、羊肉、牛肉相比，去皮鸡肉的脂肪含量很少，每100克去皮鸡肉中含有蛋白质24克，脂肪仅0.7克。因为鸡肉绝大多数脂肪都在鸡皮中，如果我们只吃鸡肉不吃鸡皮，就能很大程度减少脂肪的摄入，这也是减肥健身人士热衷吃鸡肉来补充蛋白质的原因。除了低脂、高蛋白的特点，鸡肉还有缓解贫血、虚弱、疲劳、畏寒等症状的食疗功效。餐桌上适当多加鸡肉，对保持体重和养生有一定的帮助。

5. 最多微量元素的肉——鱼、虾等

鱼、虾等水产品脂肪含量低，并且含有丰富的蛋白质及微量元素，像铁、锰、铜、锌、碘、硒、钴、镍等人体所必需的微量元素，都可以从鱼、虾等水产品中获取。但值得注意的是，如今海洋污染较为严重，水产品中可能含有一些毒素，有可能引起胃肠等方面

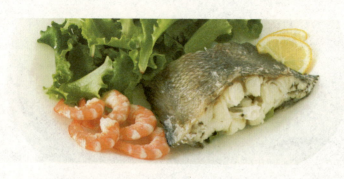

的疾病，因此不可过量食用。

了解了常见肉类的营养特点后，我们可以根据自身的饮食偏好和身体情况来选择更合适的肉类加入到每日餐食中，并要科学吃肉、合理搭配，让肉类在膳食中与其他食物的互补作用得到更好的发挥。

吃肉讲科学，健康有保障

选对更适合我们的健康肉类，在吃肉的搭配、烹调、食用量等方面也要遵循科学，才会更有益健康。

肉类不是吃得越多越好，也不建议只吃肉。摄入肉类过量容易引起痛风、骨骼发育不良、对某些疾病抵抗力下降等问题，而只吃肉不吃其他食物，则容易导致人体的胆固醇摄入过量，引发疾病。

选择健康的吃肉方式，建议每天吃肉 50～100 克为宜，且要和蔬菜搭配食用。比如牛肉炖萝卜、西芹炒羊肉、鸡肉胡萝卜咖喱等，都是不错的搭配方式。菜、肉同吃，既能促进蔬菜和肉中的维生素、矿物质被人体吸收，又能减少肉中胆固醇消化分解出的有害物质。

家庭烹调肉类的方式比较多，从少油少盐、健康养生的角度，建议选择焖烧、水煮等简单的烹饪方式，这样的烹饪方式能最大程度避免肉中营养物质被破坏，提升肉中蛋白质、B 族维生素的营养存留和吸收。

总之，肉食爱好者要记住，吃对健康肉，才能使身体健康有保障。在吃肉时，适当放弃炸鸡这类"热量炸弹"，用更简单的烹调方式享受肉类的美味，才能拥有健康的好身体。

蔬菜和水果中的营养学

宋代名医陈直在《养老奉亲书》中讲过："水陆之物为饮食者不管千百品，其五气、五味、冷热、补泻之性，亦皆禀于阴阳五行，与药无殊。……大体用药之法，以冷治热，以热治冷。实则泻之，虚则补之，此用药之大要也。人若能知其食性，调而用之，则倍胜于药也。"大概意思是说，人们日常水陆中可以吃的食物种类有成百上千种那么多，这些食物可以分为五色五味，并与阴阳五行和人体的五脏六腑相对应，如果能根据人体五脏六腑和阴阳五行相对应的关系，结合食物的五色五味合理调配饮食，则饮食调治身体的效果会强于药物。

其实，我们每天吃的蔬菜、水果就可以按照五色来划分，并且不同颜色的蔬菜、水果也相应有不同的食疗功效。了解一些蔬菜水果中的营养学，对我们搭配出适合自己的健康饮食方案很有帮助。

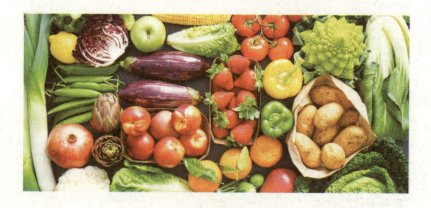

蔬菜中的营养

蔬菜中含有的营养物质十分丰富，这些营养物质不但能为机体运转提供必需能量、维生素和矿物质等，还有助于防治一些常见疾病、提高人体免疫力。

碳水化合物、膳食纤维、维生素、矿物质、植物化学物（植物化学物是食物中的生物活性成分，在体内不能储存，必须从食物中摄入，其中的多酚、皂苷类、植物固醇、植物雌激素、硫化物、植酸、芥子油甙，以及类胡萝卜素等被证明对控糖有益处），都是蔬菜能为人体提供的营养。

根茎类和豆类蔬菜中含有的碳水化合物较多，能为人体提供热量。例如莲藕、豌豆、毛豆、马铃薯等，都属于碳水化合物含量较多、食用后饱腹感较强的蔬菜。

绿叶蔬菜中则含有较多的矿物质和膳食纤维。比如莴苣、茼蒿等蔬菜中，含镁、铁元素比较多，而芹菜、油菜、大白菜、菠菜等绿叶菜中所含膳食纤维比较多，在通便、预防肥胖、降血压、降血脂、降血糖、防癌等方面都有效果。

深色蔬菜（指深绿色、红色、橘红色、紫红色蔬菜）中则含有叶绿素、叶黄素、花青素、番茄红素等植物化学物质，这些物质对抗癌、抗氧化有较好的效果。

此外，维生素在蔬菜和水果中都是重要的营养素，蔬菜中的维生素C、胡萝卜素、叶酸等营养素在提高人体免疫力和促进胆固醇代谢方面有一定帮助。

五色蔬菜食用方法

自然界的蔬菜，我们大致可将其分为五种颜色：红、黄、绿、白、黑，不同颜色的蔬菜对应人体不同的器官组织。

红色蔬菜可缓解疲劳，在缺铁性贫血方面也有治疗作用，红色蔬菜包括番茄、红辣椒等，其中红辣椒还有防治乳腺癌的作用；

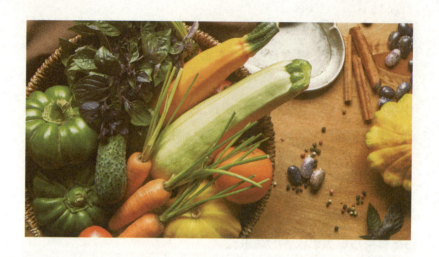

黄色蔬菜有排毒、清除体内垃圾、强化消化系统、提升肝脏功能的作用，黄色蔬菜包括玉米、胡萝卜、黄椒等；绿色蔬菜则能强化肝肾功能，促进新陈代谢，在提高免疫力方面有作用，绿色蔬菜包括菠菜、茼蒿、莴苣等；白色蔬菜具有增强免疫力、预防心脏病的功效，白色蔬菜包括白萝卜、冬瓜、洋葱等；黑色蔬菜则能加速血液循环、抗衰老，黑色蔬菜包括香菇、茄子等。五色蔬菜在营养和身体调养、预防疾病方面各有所长，我们保证每天选择五种或以上的蔬菜，摄入量达到 300 ～ 500 克，就能降低各种慢性病和癌症的患病风险。

至于蔬菜的食用方法，很多人会纠结，到底是生吃更能保留蔬菜中的营养，还是熟吃更保护肠胃、更健康？

其实不必过于纠结，生吃、熟吃各有好处，我们可以两种食用方法搭配，以熟吃为主，适当搭配凉拌的吃法，让蔬菜营养得充分吸收。但有一点要注意，无论生吃还是熟吃，一定要尽量减少蔬菜营养流失，因此，我们要先洗后切，尽量切大块，大火快炒，少油少盐，这些方法都能减少蔬菜所含营养的流失。

避开吃水果误区

水果为人体提供的营养物质与蔬菜相似，都含有碳水化合物、膳食纤维、矿物质等营养，且水果含有较多水分。区别在于，不同蔬果中这些营养素的具体含量和所含类型不同，所以蔬菜和水果不能完全互相代替食用，日常饮食需搭配食用。

五色蔬菜对人体各种疾病的防治原理也适用于水果，比如香蕉这类黄色水果可以清除体内垃圾；紫葡萄可以抗衰老和促进大脑思维；像青梅这样的绿色水果，可以提高人体免疫力。同时，人们也经常因为不了解水果的营养特点而陷入一些吃水果的误区，避开以下误区，能让我们更好地吸收水果的营养。

误区一：水果可以代替蔬菜。蔬菜有低热量、高纤维的特点，而水果含糖则比较高，用水果代替蔬菜会导致人体中糖的摄入量过多，而且水果所含的维生素 C 不如蔬菜多，像铁、钙、镁等营养素在水果中的含量也较少，仍需要吃蔬菜来补充。所以，日常饮食中，不宜只吃水果不吃蔬菜。

误区二：吃水果减肥。有些人认为水果的热量低，在减肥期间可以用水果作为每日餐食，这是错误的观念。水果的主要成分是水分和糖，每天摄入过多水果，会导致人体摄入糖的量过多，多余的糖会转化成脂肪，反而不利于减肥，严重情况下还会导致出现血脂异常等问题。

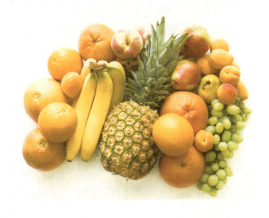

误区三：用果汁代替水果。果汁虽然口感更好，也能帮助人体摄取维生素等营养，但水果榨汁后再食用，会丢失水果中的膳食纤维，让人体无法补充足够的膳食纤维，而且相比于水果，果汁中的含糖量更高，对身体健康并没有那么好，频繁饮用果汁会增加患糖尿病、肥胖和高血脂的风险。因此，在条件允许的情况下，还是直接吃新鲜水果更好。

误区四：多吃水果养肤。一些爱美人士认为水果能补充维生素，对皮肤有好处，这其实并不全对。水果中的蛋白质、铁、锌等元素的含量都比较低，想靠多吃水果美容，以水果作为主食，会导致人皮肤松弛肿胀，还有脱发的风险。所以，不建议"水果美容"饮食法，要注意多种食物搭配，只有摄入足够的碳水化合物、蛋白质、脂肪等营养素，均衡饮食，才能养出好皮肤。

适当吃点儿"苦"，养生好处多

虽然大多数人不喜欢苦味食物，但苦味食物却对人体健康十分有益。这主要是因为苦味食物中含有苦味素、生物碱，以及很多人体所必需的氨基酸，这些物质让苦味食物具有强化人体肝、肾、脾、胃功能的作用，并且在清心泻火、提神醒脑、消炎抗菌等方面也有功效。

日常饮食中，我们要摒弃对苦味食物的偏见，适当吃些苦味食物，这样不但能保证人体摄入"酸、甜、苦、辣、咸"五味平衡，也能借助于苦味食物的药用价值和养生保健功效，获得更强健的体魄。

其实，饮食中有很多苦味食物，它们虽然味苦，但只要烹饪得当，并不难吃。下面我们就总结一下适合日常食用的苦味食物，以及这些苦味食物的功效和做法。特别是在夏季上火、脾胃失和的季节，不妨尝试一下。

苦瓜

中医研究认为，苦瓜属于寒性食物，具有益气解毒、祛除邪热、清心明目、帮助消化的作用。苦瓜虽然味道很苦，但是维生素 C 的含量却远超柑橘等水果，并

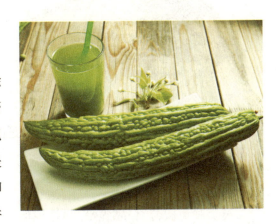

且其还含有丰富的膳食纤维和微量元素。苦瓜中所含的奎宁精能促进新陈代谢，提高免疫系统效率，加快伤口愈合。而且，药学研究中发现，苦瓜提取物有降血糖的作用，糖尿病患者可以适当多吃苦瓜，促进降糖。

苦瓜的烹饪方式比较多，可以做凉拌苦瓜、苦瓜煎蛋、苦瓜炒肉、苦瓜烧鱼等。虽然苦瓜自身味苦，但这种苦味不会影响其他食材。在炒制苦瓜时也可以适当加一些葱、姜、蒜等温性调料，能中和苦瓜的寒性。

栽培菊苣（苦菊）

苦菊中含有丰富的维生素 C、胡萝卜素、钙元素、钾元素等营养素，同时还含有蒲公英甾（zāi）醇、胆碱等成分。患有气管炎、咽喉炎、扁桃体炎的人群，食用苦菊能起到抗炎消肿的效果，对

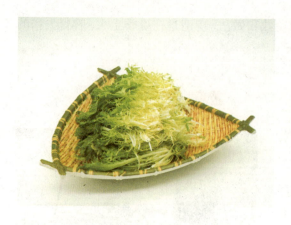

缓解炎症症状有帮助。

苦菊的热量很低，口感微苦且脆，适合水洗后直接生吃，或者加入简单的调味料，做成凉拌菜。另外，苦菊用来涮火锅或搭配汤面食用，也是比较合适的。

莴笋

莴笋味道微苦，口感脆嫩，虽性凉但不寒，适当吃一些莴笋，有助于刺激胆汁分泌，促进食物消化，提高食欲。莴笋中含有较丰富的钾元素，对调节人体神经传导有帮助，在维持心脏节律方面也能产生积极的作用。莴笋中还含有丰富的膳食纤维，能促进肠道蠕动，在缓解便秘方面有帮助，有这方面困扰的人，可以在饮食中适当加一些莴笋。

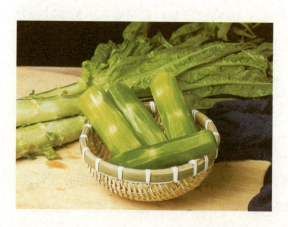

莴笋的烹饪方式也较多。莴笋嫩叶可以制作汤羹，莴笋茎可以炒肉或者搭配蒜蓉清炒，莴笋皮可以切丝凉拌，口味都很适合日常食用。

苦丁茶

苦丁茶中含有维生素 C、氨基酸、多酚类物质，饮用有清热、降燥、解渴的功效。此外，苦丁茶对高血压、高血脂、高血糖症状具有稳定作用，能防止生成血栓，患有心脑血管疾病或希望能防治相关病症的人群，可以日常饮用苦丁茶来养生和缓解症状。

芥菜

芥菜作为一种很家常的苦味小菜，含有着丰富的钙质，芥菜中钙的含量和吸收率差不多与牛奶相同。同时，芥菜中还含有维生素 C、钾元素、挥发性物质等，因此吃芥菜能提神醒脑。芥菜适合做芥菜粥、芥菜炒肉、清炒芥菜等。

苦味饮品

苦味饮料其实并不少见，咖啡、啤酒都算是苦味饮品。每天喝 1～2 杯黑咖啡，对改善记忆、提神醒脑、保护心血管等都有好处。但咖啡对胃的刺激性比较大，有胃病、脾胃虚弱的人，不适合经常饮用咖啡。

啤酒则是酒类饮品中营养价值最高的。适量饮用，有清热、明目、开胃、降血压的作用，但酒精摄入过量对心脑血管也有危害，所以只有适量饮用啤酒，才能发挥啤酒的营养价值，又不至于伤身。

除了以上所介绍的几种，苦味食物还有很多。比如苦味水果中的柑橘、西柚，有助于增强免疫力；苦味黑巧克力，有助于保护心脏、辅助降压；苦味植物种子，像苦杏仁、莲子心能清热祛火等。

　　日常饮食中适当加点苦味食物，对养生和健康有意想不到的好处。但需要注意的是，如果摄入过量的苦味食物，可能会导致食欲降低、恶心呕吐或中毒。如果吃了某些苦味食物后感到明显不适，还是需要立刻就医的。

维生素和矿物质补充剂的安全性

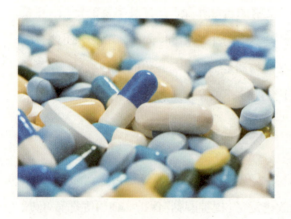

　　当我们吃某些食物比较少时，就会导致体内缺少一些维生素和矿物质，或者当我们正经历某些疾病时，也可能需要额外多补充一些维生素和矿物质，这时候，我们就会选择维生素和矿物质补充剂来调节体内对这些营养素的需求。但是这些补充剂真的安全吗？我们如果服用了超过身体实际需求量的补充剂，会不会对健康产生负面影响呢？

　　关于维生素补充剂的安全性问题，国内外营养学专家给出过这样的结论：除维生素 A 和维生素 D 之外，绝大多数维生素补充剂都是较安全的，只要不服食过量，基本不会产生毒性反应。

维生素 A 补充剂的安全性

视黄醇和 β- 胡萝卜素是维生素 A 的两种来源。其中，β- 胡萝卜素属于植物性来源，能转化为维生素 A。所以，我们认为 β-胡萝卜素不具有毒性，只是过量服用可能会让人的肤色变黄。

但在以往关于维生素 A 的研究中发现，孕期妇女一次性补充维生素 A 过量，会导致新生儿畸形或有先天性缺陷。所以，为安全起见，不建议孕妇自己擅自服用过量维生素 A，最好遵照医嘱来补充。

维生素 D 补充剂的安全性

在众多维生素补充剂的研究中，维生素 D 所能引起的毒性反应最为明显。虽然维生素 D 有促进钙质吸收的作用，但是如果不听从医生的建议，过量服用维生素 D 则会对身体产生不良影响，严重的会导致软组织钙化（包括冠状血管和心脏瓣膜）、心律失常，甚至死亡。当服用维生素 D 补充剂超过 15000 微克时，就可能会引起中毒现象。这种情况应及时就医。

维生素 E 补充剂的安全性

在对维生素 E 补充剂安全性的研究中发现，即使服用超过3200 个国际单位的维生素 E，也只会产生轻微不良反应，说明维生素 E 补充剂的安全性比较高，只要每日食用适量，就可以放心食用。

维生素 E 对某些疾病有负面影响，比如维生素 E 会增强抗凝血药物华法林的抗凝血作用、增加出血的风险，所以不建议服用这种药物的患者同时服用维生素 E。如果你正在服用其他药物，建议先和医生确认一下，是否适合同时服用维生素 E 补充剂，避免与所服用药物之间有冲突。

维生素 C 补充剂的安全性

维生素 C 是水溶性药物，摄入过多时，会随尿液排出体外。维生素 C 的毒性很低，不会在体内积聚而导致中毒，但过量服用维生素 C 有可能会引起腹胀、皮疹等症状。所以，建议每天补充不超过 5 克的维生素 C，是相对安全的。维生素 C 和牛奶会产生化学反应，服用维生素 C 补充剂时，不建议用牛奶服用。

B 族维生素补充剂的安全性

B 族维生素也是水溶性的，过量服用就会随尿液排出体外，不会对人体产生不良反应。像维生素 B_1、维生素 B_2、维生素 B_5、维生素 B_{12}，即使摄入超过推荐剂量的 10 倍，也并无毒性。但烟酸（维生素 B_3）在服用超过 75 毫克时，就会导致人出现面色潮红的情况，除此之外，也并没有其他不良反应。所以，B 族维生素补充剂还是可以放心食用的。

矿物质补充剂的安全性

矿物质补充剂不同于大多数维生素补充剂，其安全性并不高，需要控制摄入量，才能保证绝对安全。

绝大多数矿物质补充剂如果过量服用，都会产生不良反应。比如，治疗钙缺乏症，每天服用 3.6 克钙质为宜；成年人每天服用镁，不超过 330 毫克是安全的；成年人每天补充的锌，不超过 40 毫克是安全的。如果过量服用矿物质补充剂，很多时候可能会引起恶心、呕吐等其他不良反应。

　　总而言之，无论是维生素补充剂，还是矿物质补充剂，都没有食物给人体提供的维生素和矿物质安全。在补充维生素和矿物质时，最好优先考虑从天然食物中获取。在天然食物供给的维生素和矿物质的量不足时，再考虑补充剂。选择补充剂时，最好遵照医嘱，在医生或营养师的指导下使用，而且要了解清楚自身体质和所服用药物是否适合补充某些维生素和矿物质，避免盲目使用补充剂。

第六章　病患人群的"食补"攻略

肥胖人群的饮食营养与禁忌

随着社会饮食环境的变化, 如今肥胖人群数量正逐年增加。一个人的体重是否超标, 是否达到肥胖标准, 我们可以用以下公式进行计算:

成人男子标准体重（千克）＝［身高（厘米）－ 80］×0.7

成人女子标准体重（千克）＝［身高（厘米）－ 70］×0.6

标准体重只是一项参照标准, 一般来说, 在得出标准体重的数值基础上, 上下出现 10% 的浮动也可以算是在正常体重的范围内, 而标准体重上下出现 10% ～ 20% 的浮动则为体重过重或过轻（也可为超重或者偏胖）, 上下出现 20% 的浮动则为肥胖或过轻。从健康考虑, 需要从饮食或医学角度进行干预调整。

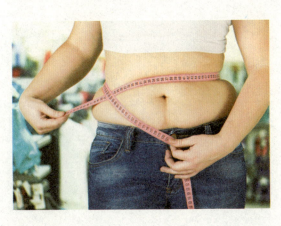

肥胖不仅仅是体重超标, 影响身材和外貌, 还会导致人行动笨拙、下

肢关节变形，产生头昏眼花、心悸盗汗、呼吸急促等症状，且肥胖人群更易患高血压、糖尿病等并发症。造成肥胖的原因有很多，除了遗传性肥胖和药物导致的肥胖外，营养过量、能量消耗过少，都是肥胖的主要原因。遗传和药物导致的肥胖不容易调整，但我们还是可以通过饮食营养调节来减轻体重，减少肥胖带来的不良影响。

肥胖人群饮食营养建议

肥胖人群要想减轻体重而获得健康，在饮食营养方面最好遵循以下几个原则：

1. 减少脂肪摄入。肥胖者应尽量少吃油炸食品、奶油蛋糕、红烧肉等高油、高糖、高热量的食物，要注意控制脂肪的摄入。

2. 选择正确的碳水化合物。肥胖者不建议吃太多糖果、饼干、精制面包等碳水化合物，应尽量选择纯谷物面包、粗粮食品、蔬菜、水果等富含维生素和膳食纤维的食物，这类食物饱腹感强、含糖量低，能保证血糖相对平稳。

3. 三餐定时。严格遵守三餐的用餐时间，养成规律用餐的习惯，对保证身体正常新陈代谢有帮助。

4. 晚餐少吃，不吃夜宵，可以避免热量和脂肪囤积。

5. 饮食清淡，控制油和盐的摄入量。日常饮食中少使用猪油、牛油等动物油烹调食物，可以选择橄榄油、花生油、茶油、亚麻籽油、紫苏油等更健康的油类，并将每日用油量控制在 25 克以内。

肥胖人群饮食禁忌

有些人平时吃的并不一定是特别多，但是体重却居高不下，这或许与其不良的饮食习惯有关。肥胖者最好注意一些饮食方面的禁忌，养成良好的饮食习惯，才更有利于保持健康体态。

首先，肥胖者要改掉吃脂膏的习惯。像猪皮、鸡皮、五花肉等食物，虽然体积不大，但是属于高脂肪、高热量的动物性食物，对保持健康和减少体重都无益，日常应该少吃。替换日常不良饮食品种，将这些高脂肪、高热量食物替换成鱼、虾、鸡肉等脂肪含量和热量更低的食物，既不挨饿也能减重。

其次，吃饭不应狼吞虎咽。吃饭速度过快，会导致人的大脑摄食中枢不能及时接到"吃饱停止"的信号，这就会导致我们总是感觉饿而摄入更多食物，而细嚼慢咽能让人减少食量。

最后，肥胖者还应改掉不喜欢喝水和不爱吃蔬菜的不良习惯。多喝水不但能补充水分，还能增加饱腹感、降低食欲。不吃蔬菜会导致人体摄入的膳食纤维不足，胃肠蠕动能力变弱。养成吃低热量蔬菜和水果的习惯，多吃芹菜、西柚等低糖蔬果，对减肥有好处。

肥胖人群的饮食推荐

针对肥胖者的身体特点，推荐可以将以下食物加入每日膳食中适量食用，对减肥瘦身和身体健康都有积极作用。

红薯：含有丰富的膳食纤维，可以代替主食，日常食用有促进肠道蠕动的功效，有助于排便。可以做红薯粥、蒸红薯、红薯炖豆角等。

南瓜：含有果胶（又叫胶质，一种存在于植物中的多糖类高分子化合物，能够形成凝胶），具有吸附人体内垃圾和毒素的作用，且南瓜中还含有甘露醇，日常多食用也有排毒瘦身的功效。粉蒸南瓜、南瓜炖排骨、南瓜绿豆汤，都是不错的菜品。

木耳：木耳也是含有胶质的食物，对人体消化道中的杂质有吸附作用，能清肠排毒，在瘦身方面有一定的功效。木耳清炒或凉拌食用比较好，木耳炒白菜、木耳拌黄瓜、木耳炒肉，都适合作为日常菜品食用。

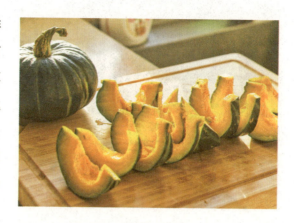

芦笋：芦笋具有低脂、低糖、高纤维的特点，是优质减肥食物。日常多吃芦笋对促进肠道蠕动和排便，实现减肥瘦身的目标有帮助。芦笋可以做蒜蓉清炒芦笋、

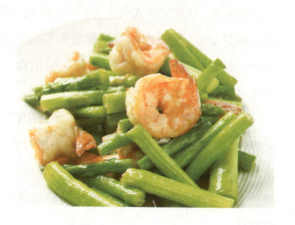

芦笋炒虾仁、芦笋炒鸡片、芦笋炒山药等。

除了以上食物，像西柚、梨、菠菜、芹菜等水果和蔬菜，以及鱼、虾等低脂肉类都适合肥胖者食用。肥胖者能够日常注意饮食禁忌，保证膳食平衡，在一日三餐中就能轻松完成瘦身。

胃病患者的饮食营养与禁忌

中医将胃称为"水谷之海""仓廪之官"，认为胃的功能主要

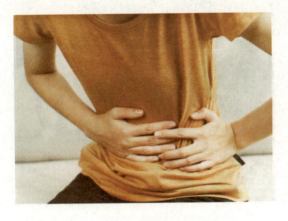

是储存摄入的水谷食物，再将这些食物中的营养物质消化转化，为身体提供生命运转所需要的能量。

现代人生活节奏加快，又由于饮食习惯不良，导致很多人患上胃病，日常出现胃痛、胃胀、反酸、食欲不振等症状，严重影响身体健康和生活质量。中医在胃病研究方面已经有悠久的历史积累，对胃病防治和饮食调节也有很多的有效见解。

中医认为胃属燥土，具有多气、多血的特点，其特性是喜润而恶燥。很多胃病的诱发原因，就是因为患者喜吃生冷食物、饥饱失常、嗜好烟酒或受到风寒。根据这些诱发胃病的原因，注意调节日常饮食，明确胃病饮食禁忌，就能明显缓解胃病导致的一系列不良症状。

胃病患者的饮食营养建议

很多人的胃病是因为消化不良引起的，吃饭太快、吃得太多、工作或生活压力大等，都会导致消化系统紊乱，引起消化不良、胃胀、胃痛、恶心、呕吐等症状。胃病主要靠"养"，而要通过饮食养胃，我们可以从以下几个方面着手。

1. 养成定时饮食、细嚼慢咽的好习惯。胃病患者更适合少吃多餐，多吃一些软烂、易消化的食物，避免生冷、坚硬、粗糙，以及膳食纤维含量高的食物对胃消化造成压力。每日固定时间饮食，避免饥一顿饱一顿，并且注意进食时充分咀嚼食物，这样能更好地为食物在胃中的消化作准备。像韭菜、黄豆芽、芹菜等富含粗纤维的食物一般不易消化，不适合患胃病人群食用。

2. 补充蛋白质和维生素。有些胃病是由于胃溃疡、胃黏膜损伤导致的，在饮食中多摄入蛋白质和维生素，有助于促进胃黏膜的恢复。胃病人群可以多吃一些鸡蛋、牛奶、豆腐、鱼虾、绿叶蔬菜等食物，并且在食物烹调时要注意，一定要充分加热，最好烹调至酥软，才更有利于消化吸收，也不会刺激胃黏膜。鸡蛋羹、小米粥、烧豆腐、清炒蔬菜等都适合有胃病的人群食用。

3. 如果胃酸较少，可以适当吃一些山楂、苹果、草莓、柑橘等含纤维少的酸性食物。这类食物不但能够刺激胃酸分泌，帮助胃病患者激发食欲，提升消化能力，还能补充维生素，为胃的恢复提供营养。

胃病患者的饮食禁忌

用饮食养胃除了遵循以上对胃有保护和修复效果的饮食习惯之外，还有一些饮食禁忌需要特别注意，有胃病困扰的人群应该注意避免吃以下食物。

1. 少吃甜食和糯米。有些胃病患者有胃食管反流的情况，伴随打嗝、胃灼热、吞咽困难等症状，这类人群要注意少吃甜食、难消化的糯米、油炸食品、竹笋等易使胃发胀和纤维较粗的食物，像柑橘类酸性水果，也应避免空腹服用，尽量减少这些食物对食管括约肌和食管壁的刺激。

2. 少吃易产气的食物。消化不良和胃胀的人应少吃容易产气的食物。比如萝卜、豆奶、牛奶、十字花科蔬菜等都容易产气,会加剧胃胀、腹胀症状。此外,油腻、辛辣的食物也容易导致消化不良和胀气,建议少吃。

3. 避免刺激性食物。胃炎和胃溃疡都怕饮食刺激,有这类症状的人群,要注意避免吃过多辛辣的食物,以及碳酸饮料、酒精类饮品。这些食物的刺激性都比较强,对胃黏膜的损害较大,胃肠受到这类食物刺激后,可能产生胃痉挛、胃痛、腹泻、胃肠蠕动生理功能失调等问题。

胃病患者的饮食推荐

患有胃病的人适合多吃冬瓜、白菜、芥菜、鸭肉、小米、银耳、南瓜、莴苣等食物。这些食物都有养胃健脾、帮助消化、烹调后细腻软烂等特点,对调理脾胃有积极作用。比如,冬瓜汤、莲子银耳粥、南瓜粥、老鸭汤、芥菜炒肉等菜品,都适合胃病患者食用。

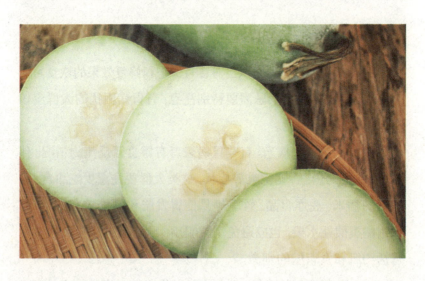

胆囊炎患者的饮食营养与禁忌

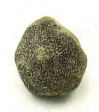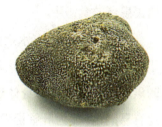

胆囊炎一般分为急性胆囊炎和慢性胆囊炎两大类。急性胆囊炎患者的消化功能比较差，炎症影响胆囊正常工作。为辅助祛除炎症、缓解胆囊不适症状，饮食方面就需在保证营养的基础上，尽量做到清淡，避免食用肥腻食物，尽量选择易消化的食物，可以食用流食或者半流食。但急性重症胆囊炎患者则需要完全禁食，否则有可能加重患者胆囊炎的症状，进而引起患者全身感染症状加重的发生。

慢性胆囊炎患者则需要注意日常循序渐进地坚持膳食调养，饮食上需保证蛋白质、脂肪、碳水化合物这三种营养物质的科学搭配。以下饮食建议，可供胆囊炎患者参考，遵循这些饮食原则，能有效改善胆囊炎症状。

胆囊炎患者饮食营养建议

1. 补充含必需氨基酸的优质蛋白。胆囊炎发病期间，由于胆囊组织受损会使肝分泌和分离出来的胆汁和毒素滞留肝内，产生胆汁反流肝脏，影响肝的正常代谢，继而导致肝的局部损伤，影响肝脏健康。所以，胆囊炎患者要注意保护肝脏，饮食中要补充足量的蛋白质，保证肝脏获得足够营养，进行自我修复。但是蛋白质虽然对肝脏修复有益,却容易刺激胆囊,导致胆囊异常收缩和疼痛加剧,所以我们在补充蛋白质时,最好选择含有更多人体必需氨基酸的优质蛋白,蛋清、豆腐等易消化的优质蛋白,都可以加入胆囊炎患者的食谱中。

2. 补充丰富的碳水化合物。胆囊炎患者不宜饮食过多,但由于自身又需要保证机体运转有足够的能量、热量,因此食用丰富的碳水化合物来维持身体热量就变得很有必要,而且碳水化合物还有易消化、能为肝脏提供肝糖原等方面的好处,对保肝、护肝也有帮助。只要不是过度肥胖,一般胆囊炎患者都可以补充丰富的碳水化合物。米饭、面条、藕粉等,都适合胆囊炎患者食用。

3. 适当补充脂类。脂肪类食物有促进胆汁分泌、刺激胆囊收缩的作用。慢性胆囊炎患者的胆汁分泌和排泄功能比较弱,需要注意适当补充脂类,避免脂类食物刺激胆囊,诱发急性胆囊炎。一般建议胆囊炎患者每日的脂肪摄入量在 20 ～ 30 克,且不要集中在一餐摄入,最好在一日三餐中分散摄取脂类,所以,胆囊炎患者应少吃肥肉、奶油、油炸食品。脂类中的植物油脂有利胆作用,在饮食中并不需要过度限制,可以适当食用。

胆囊炎患者的饮食禁忌

胆囊炎患者除了保证蛋白质、碳水化合物和脂类的适当补充外,还需要注意饮食方面的一些禁忌,避免吃错食物而导致胆囊炎症状加重。以下几类食物不适合胆囊炎患者食用,因为它们会加剧胆囊炎症,所以在日常膳食中要注意少吃,最好不吃。

1. 胆囊炎患者最好少喝牛奶。

牛奶中含有大量不易消化的酪蛋白和低挥发性脂肪酸,消化这些蛋白和脂肪酸需要大量胆汁, 这会增加胆囊负担, 容易加剧胆囊炎症。建议患有胆囊炎的人群少饮用牛奶, 如果想喝, 也建议选择低脂牛奶, 对胆囊的压力和刺激会更小。

2. 胆囊炎患者需少吃油腻食物。

胆囊分泌胆汁的主要作用就是帮助人体消化脂肪。过多摄入油腻食物, 就相当于摄入大量脂肪, 刺激胆汁加速分泌, 促进胆囊收缩, 这对胆囊炎的治疗十分不利。所以, 胆囊炎患者应该少吃油腻食物, 避免给胆囊带来过多压力。但是, 因为脂肪能为人体提供必需脂肪酸, 为防止体内缺乏必需脂肪酸, 即使是胆囊炎患者, 也不能完全不摄入脂肪, 只需要适当吃、少吃即可。

3. 胆囊炎患者忌食刺激性食物。

辣椒、花椒、五香粉、咖喱等都属于刺激性食物, 长期过量食用容易导致胆囊炎、胆结石等病症, 正患有胆囊炎疾病的人群更不能食用这些刺激性食物, 会加重症状, 导致病情恶化。

4. 减少巧克力和高胆固醇食物的摄入。

巧克力含糖量高, 经常食用会导致人体脂肪堆积, 进而引起体内脂肪代谢紊乱、胆固醇过高等问题, 而这些问题都是胆囊炎的诱因, 所以我们应该控制摄入巧克力的量, 不给胆囊炎的发病创造环境。

此外, 胆固醇摄入过量会形成胆结石, 而胆结石则有很大概率诱发胆囊炎, 减少胆固醇的摄入能控制胆结石的产生及增大, 避免引起胆囊炎。一般建议正常人每天摄取的胆固醇最好不要超过 1 克。

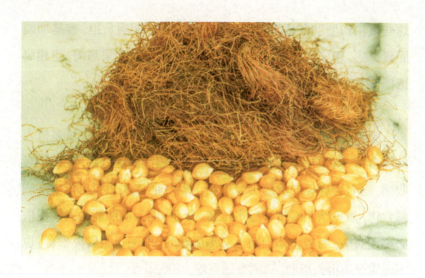

胆囊炎患者的饮食推荐

胆囊炎患者可以适量吃一些苦菜、鱼腥草、玉米、山楂、洋葱、蚌肉等食物，这些食物对胆囊炎都有积极作用。此外，还有一些简单的药膳，也适合胆囊炎患者自己在家制作。

比如，玉米须汤，每日用玉米须30克煎水饮用，一日喝两次；山药茯苓粥，将30克山药、20克茯苓、50克粳米一起煮粥，也可以适当加入大枣和枸杞；山楂荷叶麦芽茶，用山楂、荷叶和麦芽各12克煎水代茶，这些药膳制作便捷，适合胆囊炎患者自己在家食用，像这样长期调理，对防治胆囊炎有益。

冠心病患者的饮食营养与禁忌

冠心病是人体冠状动脉血管发生动脉粥样硬化病变而导致的血管腔狭窄及阻塞，进而造成心肌缺血、缺氧或者坏死而导致的心脏病。冠心病患者的主要症状有心悸、气短、胸闷、胸痛等，并且一些冠心病患者还会伴随出现某些常见并发症，比如乳头肌功能失调或断裂、心室壁瘤、心脏破裂或栓塞等。这些病症都严重影响人的身体健康和生活质量，严重时甚至会危及生命。

医学研究表明，冠心病的诱因高达 200 多种，糖尿病、高血压、高血脂、烟酒摄入过量、过度肥胖等，都会导致冠心病，尤其是"三高"（高血压、高血糖、高血脂），与冠心病的病发有密切关系。

虽然很多导致冠心病的因素，我们无法避免，但通过调整膳食，培养健康饮食习惯，避免产生"三高"等症状，积极防治冠心病，对我们而言并不困难。以下的饮食建议，可供冠心病患者参考。

冠心病患者的饮食营养建议

无论是预防还是治疗冠心病，在饮食方面，我们都需要坚持下面几条原则：

控制饮食的总热量。肥胖容易引起冠心病或导致患者病症加重，遵循"未饱先止"的原则，每顿吃饭吃八分饱，少吃高脂肪、高胆固醇食物能有效预防冠心病。

选择健康脂肪。冠心病与日常饮食有着密切的关系，摄入过多饱和脂肪酸，会导致体内的血清总胆固醇（血液中所有脂蛋白所含胆固醇之总

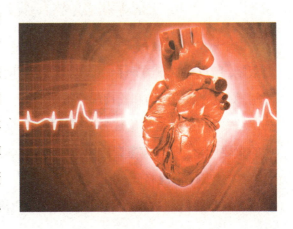

和）及低密度脂蛋白胆固醇（一种富含胆固醇的脂蛋白，它的升高会直接促进动脉粥样硬化的形成）水平上升，这些"坏胆固醇"的升高，是冠心病的重要诱因之一，所以饮食中要注意选择健康脂肪，摄入鱼类、禽类等食物中的不饱和脂肪酸来代替肉类中的饱和脂肪酸，因为饱和脂肪酸对预防动脉粥样硬化不利。

补充足量的维生素 C 与维生素 E。维生素 C 有降低血液中胆固醇水平的作用，既能保护血管壁，又能对冠脉循环有帮助。而维生素 E 的抗氧化作用能够阻止人体内不饱和脂肪酸的过氧化，在预防血栓、缓解心肌缺氧和保护心肌方面都有帮助。大枣、玉米等食物，都是冠心病患者补充维生素的好选择。

合理搭配食用蛋白质。植物性蛋白质中的饱和脂肪相对较少，对降低胆固醇有积极作用，但相比动物性蛋白质，植物性蛋白质中缺少蛋氨酸、亮氨酸等人体必需氨基酸。所以，防治冠心病要注意利用不同类型蛋白质之间的互补作用，适量补充植物蛋白质。可以多食用豆类食品，因为豆类食品不但能够降低胆固醇，还能促进胆酸排出，直接减少胆固醇的合成。

冠心病患者的饮食禁忌

由于冠心病患者每天摄入食物的总热量、饱和脂肪量等都需要限制，所以在饮食方面存在一些禁忌，下面这几类饮食需合理限制，对冠心病的预防和治疗都有帮助。

忌食糖类。糖类食用过多会导致肥胖，这是诱导和加重冠心病的重要因素。冠心病患者应忌食点心、甜味饮料、糖果等食物，这类食物热量高、营养低，对健康无益。

忌食易胀气的食物。冠心病会导致人的消化吸收能力变弱，进而引发腹胀、腹泻等问题。所以，冠心病患者要不吃或者少吃萝卜、黄豆这类容易引起胀气的食物。

忌食刺激性食品。辛辣性食物、含有咖啡因的饮料、酒精等都属于刺激性食品，对心脑血管类疾病都有负面影响。尤其是含有酒精和咖啡因的饮品，可能诱发心律失常、心绞痛等多种症状，有心脑血管疾病的人都不适合食用。

冠心病患者的饮食推荐

虽然冠心病有很多饮食禁忌，但这并不影响我们享受美味，下面就推荐一些适合预防和治疗冠心病的食材。

大枣：大枣中维生素 C 含量丰富，有扩张血管的作用，且大枣中含有的环磷酸腺苷对心肌有营养作用，可以做成大枣黑芝麻玉米粥、大枣火腿黄豆汤等菜品食用。

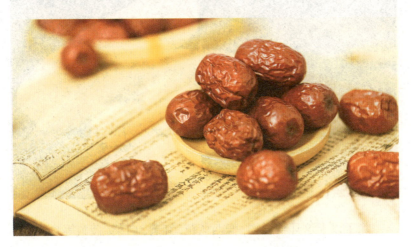

山药：山药中含有维生素、微量元素及黏液蛋白，这些物质都有防止血脂沉淀作用，能预防心血管疾病。山药做成山药粥、清炒山药片、蓝莓山药、山药黑芝麻糊，都适合家常食用。

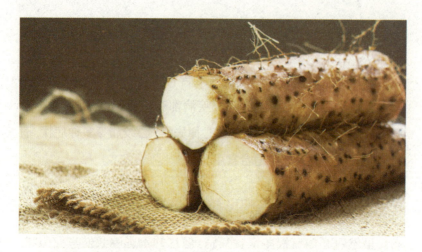

玉米：玉米中含有较丰富的维生素 E、维生素 B_1 等维生素，能减轻动脉硬化和预防心脏病，对心血管有保护作用。山药玉米排骨汤、玉米鲜虾粥、山楂玉米粒等菜肴，都比较适合冠心病患者食用。

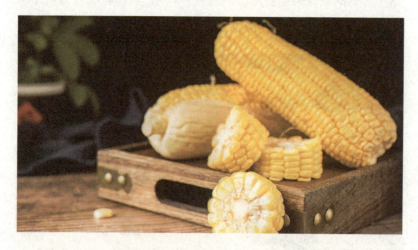

除了以上这几种食物，像西蓝花、红薯、白菜、菠菜等食物，都适合冠心病患者食用。我们在冠心病患者的饮食搭配上，要注意食不厌杂，尽量丰富日常饮食搭配，同时参考以上营养建议和饮食禁忌即可。

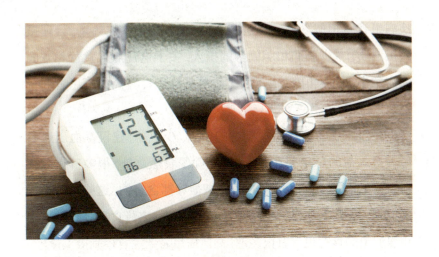

高血压患者的饮食营养与禁忌

高血压作为一种常见的中老年慢性病，近年来开始有年轻化的趋势，有些二三十岁的人早早就已经患有高血压疾病。高血压病患的年轻化趋势，与当代青年熬夜、暴饮暴食、爱吃油炸食物、爱喝奶茶等不良生活作息和不健康的饮食习惯密切相关。

高血压属于比较常见的心血管疾病，可以分为原发性高血压和继发性高血压两大类。原发性高血压是一种病因不明，以血压升高为主要症状的独立疾病，而继发性高血压由其他疾病，如肾病或药物作用引起的，病因明确，原疾病得到有效治疗后，高血压症状是可逆的。高血压病患者的主要症状表现为体循环动脉血压持续性增高。患有高血压病症的人，除了需要遵医嘱服药之外，日常饮食调节，也是治疗高血压的有效手段之一。

高血压患者的饮食营养建议

高血压患者在健康饮食和营养建议方面，与冠心病等心血管疾病患者有相似之处，都要注意控制摄入食物的总热量，合理摄入蛋白质，减少脂肪和胆固醇的摄入，关于这几点饮食营养方面的注意事项，不再赘述。下面主要总结几点针对高血压患者的特殊饮食建议：

高血压患者要严格控制钠的摄入，少吃盐。建议高血压患者每天摄入盐的总量要在 5 克以内。除了食盐之外，很多日常调味料，比如酱油、蚝油、大酱、豆豉、椒盐等都含有钠，这些调味料都需控制、减量食用。此外，咸菜、泡菜、酸菜、熏酱食品等经过腌制和深加工的食物也含有很多钠，高血压患者要注意控制摄入量。

高血压患者需多补充钾。钾元素可以帮助人体排除多余的钠，所以高血压患者宜多吃含钾丰富的食物。比如，香蕉、马铃薯、黄瓜、菠菜、莴苣、柚子、橘子、番茄等蔬菜和水果中都含有较丰富的钾元素。

高血压患者要注意补钙。补钙能帮助预防血栓、稳定血压、降低血脂。高血压患者可以多喝牛奶，吃酸奶、芹菜、菜花、豆腐等食物，都对降压有辅助作用。

高血压患者宜多饮水，每日摄入 2000 毫升左右的饮用水，对平稳血压有积极作用。建议以白开水为主，不要饮用碳酸饮料或果汁等，避免摄入过多糖，也可以饮用淡茶或花草茶，这类茶能为人体补充钾元素，也具有一定的抗氧化功效。

高血压患者的饮食禁忌

在对高血压患者的调研中发现，当饮食过咸或者体重迅速增加时，高血压症状就有所加剧，而注意忌口和调节饮食，则能避免血压持续升高。与冠心病患者相似，高血压患者也需忌高热量食物、忌辛辣和酒精等刺激性食物，忌动物性脂肪来减少胆固醇。此外，还有些食物是高血压患者需要特别忌口的。

高血压患者应忌食狗肉。因为狗肉温肾助阳，容易加重阴虚阳亢类高血压的症状，且吃狗肉会导致上火血燥，不利于稳定血压。少吃或不吃狗肉，对高血压患者更有利。

高血压忌饮过浓红茶。虽然绿茶有降血压的功效，但同为茶的红茶却会导致高血压患者失眠、不安、心悸、兴奋过度等问题，进而引发血压升高。所以，不建议高血压患者饮用浓烈的红茶。

高血压忌食多盐重口味食物。摄入过多盐分会导致人体调动身体里的水分来稀释盐浓度，就会导致血压上升。像霉干菜、咸鱼、腊肉等食物，都含有较多盐分，高血压患者不应食用。

高血压患者的饮食推荐

针对高血压患者病症，很多常见的食物都有降压功效，加入日常膳食中能有效控制血压。例如，荞麦中含有芦丁和膳食纤维，有降压、抗氧化功效，所以高血压患者日常可以吃一些荞麦粥、荞麦面条；芹菜中含有黄酮类化合物，有助于增加血管弹性，预防

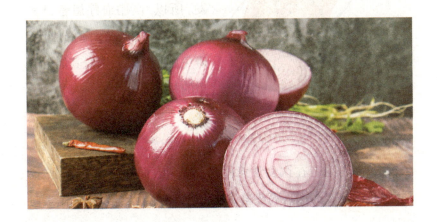

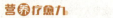

毛细血管破裂，食用后对高血压患者也有好处，清炒西芹、香干芹菜，都是常见的菜肴；此外，像洋葱、黄豆、番茄、茄子等食物，在降血压方面都有积极作用，高血压患者日常膳食搭配时，可以多吃点这些食物。

高脂血症患者的饮食营养与禁忌

高脂血症的病因分为原发性血脂异常和继发性血脂异常两大类。原发性血脂异常与遗传和环境因素都有关系，家族遗传、饮食不当、缺乏锻炼、长期吸烟酗酒、年龄增长等原因都可能引发高脂血症，而继发性血脂异常则是由全身系统性疾病或药物引起的。例如，胆石症、糖尿病、系统性红斑狼疮、肾病综合征等疾病，都会导致人体脂质代谢紊乱，从而会引发继发性血脂异常。

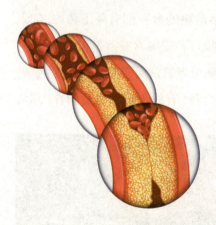

千万不要小看血脂异常问题，像脑梗死、冠心病、脂肪肝、糖尿病、急性胰腺炎等危险病症，都可能由高血脂引发。所以，高脂血症患者日常需注意饮食调节，降低血脂，避免血脂升高而诱发其他更严重的并发症。

高脂血症的饮食营养建议

"三高"患者在饮食营养和注意事项方面都有相通之处，要注意饮食节制、少摄入高热量食物、少吃高脂肪食物，选择高蛋白

且低脂肪的肉类、控制
精制碳水化合物的摄入
等。但高脂血症患者在
饮食和营养方面还有以
下几点特殊注意事项。

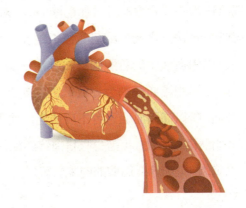

选择低胆固醇食
物。高脂血症患者需少
吃或者不吃高胆固醇食
物，像动物内脏、脑花、鱼子、蟹黄等食物都容易导致人体血液中
胆固醇含量上升。患有高脂血症的人要选择低胆固醇食物，吃禽
类肉要去皮，用植物油代替动物油，不吃烧烤类食物。尽量将每天
从食物中获取的胆固醇量控制在 300 毫克以下。

选择含维生素多的食物。蔬菜、水果中含有丰富的维生素 C、
维生素 E、番茄红素和胡萝卜素等，这些维生素都具有抗氧化作
用，能防止低密度脂蛋白胆固醇的氧化和淤积，对降血脂有帮助。

选择多纤维食物。多纤维食物中的膳食纤维有促排便、清脂
肪的作用，还能吸收肠道中的有害物质，维持肠道菌群平衡，对促
进脂质代谢有帮助。日常多吃一些粗粮、豆类、蔬菜和水果，不偏
食，摄入多种类混合饮食，有助于降血脂。

高脂血症的饮食禁忌

高脂血症在饮食方面的禁忌与高血压患者相似，都要注意忌
食动物内脏、忌饮咖啡、忌饮酒过量、忌浓茶。此外，甜食和瘦猪肉
也是高脂血症患者应该少吃或不吃的食物。

过量食用糖类，会让糖在人体内转化为脂肪，导致血脂上升。

而且，很多甜食含有反式脂肪酸，多吃对身体不利。而猪瘦肉含有饱和脂肪酸，高脂血症患者应拒绝反式脂肪酸和饱和脂肪酸的摄入，因为血液中的总胆固醇和甘油三酯在反式脂肪酸的作用下会升高，饱和脂肪酸则会导致低密度脂蛋白胆固醇和血清总胆固醇升高，所以高脂血症患者不应该吃奶油蛋糕、炸鸡、蛋挞等含有反式脂肪酸的食物，也需少吃猪肉这类饱和脂肪酸含量较高的肉类，以鸡肉、兔肉等低脂肪的肉来代替。

高脂血症的饮食推荐

高脂血症患者在饮食上宜粗细搭配，控制碳水化合物的摄入，多吃蔬菜和水果，选择低脂高蛋白肉类。像糙米、韭黄、莴苣、绿豆、丝瓜、猕猴桃等食物，都适合高脂血症患者加入日常饮食。

在食疗方面，高脂血症患者可以尝试油豆腐（豆腐泡）炒油菜、蘑菇炖马铃薯、香菇冬笋白菜汤、凉拌洋葱、绿豆芽炒韭菜等家常菜，这些都对治疗高脂血症有帮助。

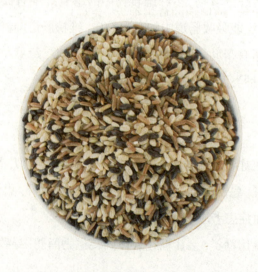

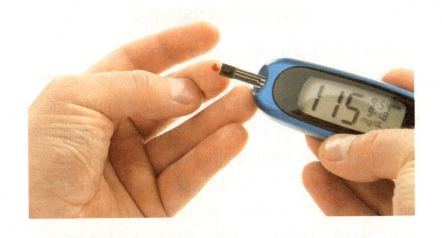

糖尿病患者的饮食营养与禁忌

　　糖尿病是一种代谢性疾病，其主要特征是糖代谢紊乱和高血糖，产生这些症状的根本原因是，人体胰岛素分泌缺陷或不能发挥正常作用。

　　糖尿病患者的血糖肯定会升高，但饭后短暂性的血糖高不一定就是糖尿病。糖尿病的危害很大，会对人体全身各个器官及神经系统造成伤害。糖尿病患者一般有体重减轻、视物模糊、多饮多尿等症状，而由糖尿病而引发的常见并发症则主要有眼病、足病、肾病等。

　　遗传因素、年龄增大、自身免疫失调、肥胖、吸烟酗酒、心理压力大、精神紧张和情绪激动导致应激激素分泌量增大等都是糖尿病的诱发因素。虽然糖尿病的病发与以上众多因素有关，但是在糖尿病治疗和康复过程中，食疗却起着重要作用。饮食健康是治疗糖尿病的基础，下面我们来说说糖尿病患者在饮食方面的建议和禁忌。

糖尿病患者的饮食营养建议

糖尿病患者在食疗过程中,应该坚持以下几点原则:

在标准范围内保持体重稳定,控制摄入食物的总热量。糖尿病患者的饮食上应坚持低脂、低盐、高纤维,适量蛋白和碳水化合物,严格控制饮食,保证每日摄入的碳水化合物、蛋白质、脂肪比例适当的原则。需注意的是,糖尿病患者是要控制饮食和体重,但绝不适合用"饥饿疗法"。不同类型的糖尿病症状表现不同,不能单纯用胖瘦衡量饮食控制标准。不同患者之间存在病情差异,有些人病情越重、身体越胖,这类患者就需要适当减少饮食中的蛋白质比例,而消瘦型患者则需适当增加蛋白质摄入,要因人而异,不可一概而论。

糖尿病患者应选择低 GI(血糖生成指数)食物,合理摄入碳水化合物。由于高 GI 的食物进入肠道后消化快、吸收好,葡萄糖能够迅速进入血液,所以易导致高血压、高血糖的产生。一般情况下,食物的血糖生成指数＞70 为高升糖指数食物,70～55 则为中升糖指数食物,而≤55 为低升糖指数食物。糖尿病患者在饮食中应控制精加工粮食的摄入量,因为大米(GI值为 83.2)、白面(白馒头 GI 值为 88.1,白面面条 GI 值为81.6)等加工精细的粮食 GI 指数更高,而低 GI(≤55)的食物,有助于控血糖。所以,糖尿病患者选择主食时,建议食用燕麦片、荞麦等粗加工粮食,或者是玉米、薯类、豆类等复合型碳水化合物,这些食物能避免人血糖迅速升高,而像面条、甜点等食物含单糖和双糖较多,则会导致血糖迅速升高,增加胰脏分泌胰岛素的负担,对胰脏功能造成压力。

糖尿病患者应饮食多样化,多摄入膳食纤维。糖尿病患者饮食方面的禁忌较多，但是又要保证摄入营养充足，所以在膳食调配上需要保持种类多样化，才能保证营养平衡和食物美味，让患者更容易接受。此外，糖尿病患者饮食中要多加入高纤维食物。因为膳食纤维和主食混合进入胃部，有助于减少主食和胃壁的接触，放缓胃排空速度，这样更容易让糖尿病患者进食后产生饱腹感，有助于控制饮食，避免摄入过多食物。此外，燕麦片、绿色蔬菜等食物，都能为人体提供膳食纤维。

糖尿病患者应少食多餐，酌情吃水果。糖尿病的治疗方法，最关键的就是控制血糖稳定。少食多餐，改一日三餐为一日五六餐，能有效避免因为一餐摄入食物较多而使血糖忽然升高，可以让血糖在一天之内保持在相对稳定的范围。另外，由于水果普遍含糖量比较高，所以糖尿病患者要酌情食用，可以在加餐时吃一些柚子、梨这类低糖水果，这样既能保证摄取到水果中的维生素和微量元素，又不易导致血糖突然升高。

糖尿病患者的饮食禁忌

糖尿病患者的饮食禁忌较多。忌食高胆固醇食物，像动物肝

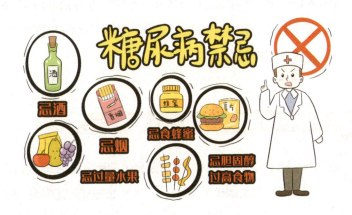

脏、动物皮、动物脂肪等都要尽量少吃。忌食高盐和含糖食物，比如白糖、红糖、麦芽糖等一切糖类，以及蛋糕、碳酸饮料、果酱、蜂蜜、甜甜圈、冰激凌等一切甜食，糖尿病患者都不能食用。

此外，含糖量高的水果，糖尿病患者也尽量不要吃，比如干枣、蜜枣、葡萄干、杏干、柿饼、桂圆等，糖尿病患者都应该禁食。

同时，含咖啡因、酒精等刺激性饮品，糖尿病患者也应该忌饮用。因为，咖啡因会减弱人体血糖控制力，导致糖尿病恶化，酒精则可能诱发胰腺炎，让胰脏功能进一步受损，这都对糖尿病患者的病情有害。

糖尿病患者的饮食推荐

不吃主食对控制糖尿病患者的病情不利。主食为人体提供葡萄糖和热量，不吃主食会导致人体内的蛋白质和脂肪转化为葡萄糖，这一转化过程会生成脂肪酸，体内脂肪酸过量会导致糖尿病患者出现酮尿，对健康产生危害。

糖尿病患者的主食可以选择糙米饭、二米饭（小米和大米混合），这两种主食都能有效控制血糖升高。副食建议选择白菜、黄瓜、苦瓜等低热量、高纤维、富含维生素的菜，像香菇炒白菜、黄瓜炒木耳、苦瓜炒蛋、银耳拌黄瓜等菜肴，都对降血糖有帮助，经常食用，能有效控制糖尿病。

呼吸系统疾病患者的饮食营养与禁忌

近年来，随着全球气候和环境的变化，患呼吸系统疾病的人数居高不下。严重的如哮喘、肺炎，较轻的如咳嗽、咽喉肿痛等疾

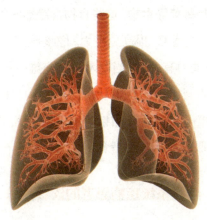

病, 时刻在折磨着人们, 让人们的生活质量受到影响。针对呼吸系统疾病, 应重视饮食调节, 虽然不能根治病症, 但能缓解呼吸系统疾病发病期间给身体带来的不适, 也能缓解症状, 加快恢复和痊愈。了解一些针对呼吸系统疾病的膳食营养建议和饮食禁忌, 有助于我们积极应对和防治这类疾病。

呼吸系统疾病患者的饮食营养建议

无论是哮喘还是感冒咳嗽, 呼吸系统疾病患病期间的饮食, 都应该遵循以下原则。

少盐少糖, 宜淡食。患有呼吸系统疾病的人, 咽喉部位都比较脆弱, 不适感较强。饮食上调味和选料清淡一些, 能避免加重对呼吸系统的刺激。例如, 咳嗽严重的患者不宜吃酸甜水果, 哮喘患者不宜吃腌菜、咸肉, 这些高糖、高盐、重口味食物, 都容易使患者多痰。

呼吸系统疾病患者可以吃一些含镁多的食物。镁元素有舒张毛细血管与小动脉的作用, 能改善微循环, 减轻肺部淤血, 纠正缺氧和改善呼吸。比如, 哮喘患者在膳食中可加入芝麻、糙米、海带、小米、玉米、绿叶蔬菜等食物，这些食物含镁都比较多。

适当补充维生素 C，提高免疫力。像咳嗽、肺炎等呼吸系统疾病，都与人的免疫力有关。适当吃水果补充维生素 C，能缓解呼吸系统疾病发病期间出现的咳嗽状况，从而让身体尽快恢复健康。猕猴桃、柠檬、橙子、西蓝花、甜椒等水果和蔬菜，都含有丰富的维生素 C，适合呼吸系统疾病患者食用。

呼吸系统疾病患者的饮食禁忌

患有呼吸系统疾病的人群，要注意忌食辛辣食物和浓茶；忌食味精过多的食物；忌食含有过敏原的食物；忌食油炸、油煎、冷冻食物，这些食物都有加重病情的可能。例如，哮喘病人吃辣椒、韭菜、葱、蒜等辛辣食物，可能会受到刺激而加重病情，一般感冒咳嗽的患者，吃这些辛辣刺激性食物，也会加重咽喉肿痛和咳嗽症状。

呼吸系统疾病患者的饮食推荐

患呼吸系统疾病的人群，日常需要保证喝足够的水，饮水足量不但能促进新陈代谢，有助于减少痰液和帮助痰液咳出，还对缓解咳嗽有立竿见影的效果。

除了多饮用白开水，下面这些饮食也对呼吸系统疾病患者缓解症状和加速康复有帮助。正受呼吸系统疾病困扰的人，可以试试以下"食疗"方法。

梨：梨具有祛痰止咳、润肺护咽的作用。咳嗽或咽喉不适时，可以做一些枸杞银耳雪梨汤或薏米雪梨粥食用。雪梨和苹果一起煮水，也对呼吸系统的不适感有缓解作用。

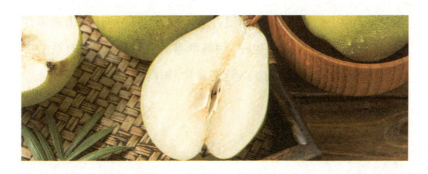

白萝卜：中医认为白萝卜能润肺、止咳、化痰，痰多咳嗽时，可以吃点山药白萝卜汤或者凉拌白萝卜丝。

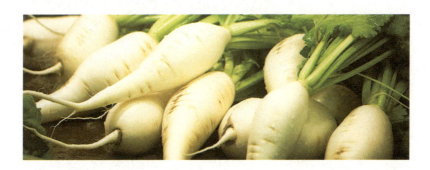

百合：新鲜百合中含黏液质，这种物质有助于强化上呼吸道免疫力，具有清热润肺、镇静止咳的功效。因为肺热导致的咳嗽症状，食用百合有治疗功效。百合可以煮粥、炖肉，像山药百合排骨汤、大枣银耳百合粥，都适合呼吸系统疾病患者食用。

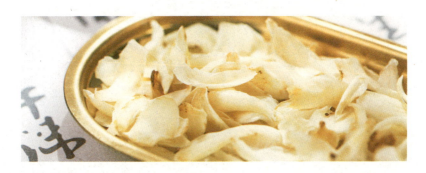

除了以上食物，像枇杷、银杏、罗汉果、银耳、枸杞、山药等食物，都有润肺化痰、止渴生津、缓解咽喉肿痛等作用。呼吸系统疾病患者日常饮食中，适当加入这些食物，对病症有补益效果。